T0244907

MANUAL PRÁCTICO DE
MEDICINA
TRADICIONAL
CHINA
PARA CADA DÍA

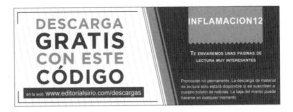

La información contenida en este libro se basa en las investigaciones y experiencias personales y profesionales del autor y no debe utilizarse como sustituto de una consulta médica. Cualquier intento de diagnóstico o tratamiento deberá realizarse bajo la dirección de un profesional de la salud. La editorial no aboga por el uso de ningún protocolo de salud en particular, pero cree que la información contenida en este libro debe estar a disposición del público. La editorial y el autor no se hacen responsables de cualquier reacción adversa o consecuencia producidas como resultado de la puesta en práctica de las sugerencias, fórmulas o procedimientos expuestos en este libro. En caso de que el lector tenga alguna pregunta relacionada con la idoneidad de alguno de los procedimientos o tratamientos mencionados, tanto el autor como la editorial recomiendan encarecidamente consultar con un profesional de la salud.

Título original: TCM für jeden tag - Entspannt und gesund durch die Woche
Traducido del alemán por Eva Nieto
Diseño de portada: Editorial Sirio, S.A.
Maquetación: Toñi F. Castellón

© de la edición original
  Mankau Verlag GmbH, Murnau: prof. TCM (Univ. Yunnan) Li Wu, 2013. 2022

  Ilustraciones de Sascha Wuillemet y Thomas Pelletier

© de la presente edición
  EDITORIAL SIRIO, S.A.
  C/ Rosa de los Vientos, 64
  Pol. Ind. El Viso
  29006-Málaga
  España

www.editorialsirio.com
sirio@editorialsirio.com

I.S.B.N.: 978-84-18531-88-0
Depósito Legal: MA-610-2022

Impreso en Imagraf Impresores, S. A.
c/ Nabucco, 14 D - Pol. Alameda
29006 - Málaga

Impreso en España

Puedes seguirnos en Facebook, Twitter, YouTube e Instagram.

 El papel utilizado para la impresión de este libro está **libre de cloro** elemental (ECF) y su procedencia está certificada por una entidad independiente, no gubernamental, que promueve la sostenibilidad de los bosques.

LI WU

MANUAL PRÁCTICO DE

MEDICINA TRADICIONAL CHINA

PARA CADA DÍA

Tés nutritivos y curativos,
sencillos ejercicios de taichí y qigong,
acupresión, meditación y... mucho más

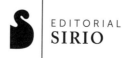

EDITORIAL
SIRIO

Índice

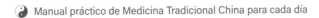

Prólogo

Si hoy en día sufrimos alguna dolencia, podemos elegir una gran cantidad de terapias para solventarla. Junto a la medicina convencional, en los últimos decenios se han extendido gran cantidad de métodos terapéuticos alternativos. La medicina tradicional china (MTC) es uno de los más significativos y ha ayudado a muchas personas (tanto en dolencias más leves como en enfermedades tediosas y pesadas como pueden ser las migrañas, los dolores de espalda o las enfermedades crónicas que causan dolor).

En una época en la que aumentan considerablemente las afecciones condicionadas por el estrés, muchas personas otorgan gran importancia a métodos curativos que por una parte no tengan efectos secundarios y que por otra estén garantizados desde hace años. La medicina tradicional china tiene más de dos mil quinientos años de historia, se sigue documentando de forma continuada y actualmente se enseña en todas las facultades de Medicina de China.

Uno de los motivos principales para la exitosa historia de la MTC en el mundo occidental es, sin duda alguna, que considera a la persona como una unidad, por lo que no se plantea tratamientos separados para el cuerpo, la mente y el alma. Así, los métodos de tratamiento independientes de la MTC (bien sea aplicaciones con hierbas chinas, acupresión y acupuntura, o bien taichí o *qigong*) no solo tienen como objetivo el alivio de determinadas dolencias corporales, sino que buscan también la armonización de todo el organismo.

El equilibrio interno es la palabra clave que nunca debe faltar cuando se habla de MTC. La salud corporal y la mental son, en China, una señal de equilibrio. Como en todos los fenómenos de la naturaleza, la medicina china también ve en el ser humano fuerzas opuestas que aspiran a conseguir una armonía y un equilibrio. Lo duro y lo blando, lo fuerte y lo débil (estos opuestos son los denominados yin y yang, y deben estar armonizados). Aquella persona equilibrada, en la que la energía vital *qi* fluya sin restricciones, estará realmente sana.

Este libro te acompañará a lo largo de una semana, en la que harás uso de la medicina china. Junto a la presentación de sus fundamentos, sus remedios y métodos curativos esenciales, encontrarás un programa de siete días cargado de estímulos prácticos y consejos detallados de tratamiento con los que podrás fortalecerte de una forma no invasiva y sin efectos secundarios, y encontrarás de nuevo tu equilibrio.

Li Wu, Profesor de MTC (Univ. Yunnan)
Múnich, mayo de 2013

Fundamentos de la MTC

CURAR DE FORMA GLOBAL

¿Sueles tener dificultades para dormir? ¿Sufres de dolor de estómago o te duele el cuello? Debido a las elevadas cargas de estrés, desde hace algunos decenios este tipo de dolencias cada vez están más presentes en los países occidentales. Y aun cuando muchas personas sufren por ello, la mayoría de estos «achaques» son únicamente considerados como dolencias de la civilización.

Pero la MTC es capaz de hacer mucho más por estas enfermedades de lo que consigue la medicina clásica convencional.

Para todos aquellos que no quieran resignarse ni estar sometidos a estas dolencias del día a día, la MTC ofrece un increíble abanico de métodos terapéuticos y de tratamientos.

Este libro se entiende como una introducción a los métodos de la MTC. Informa sobre sus fundamentos y bases y muestra los motivos por los que dichos métodos pueden ser francamente útiles contra estos problemas de salud que están tan extendidos hoy en día. Finalmente también ofrece un programa de ejercicios y salud para toda la semana. Queremos enseñarte cómo, con poca inversión de tiempo, puedes hacer algo realmente bueno por tu cuerpo.

La MTC atrae a muchos pacientes ya que, en calidad de medicina holística, no conoce la división entre el cuerpo, la mente y el alma, y por lo tanto considera y trata a las personas como una unidad. La aceptación de esta base y los éxitos de sus métodos independientes de tratamiento lo muestran claramente. Métodos como la acupuntura, la acupresión y otras formas de masaje, determinados principios de alimentación, los ejercicios de respiración *qigong* y la gimnasia curativa taichí hacen que la MTC sea un sistema muy efectivo en el que la prevención y el mantenimiento de la salud juegan un papel muy importante.

De modo distinto a lo que sucede en Occidente, en China bajo el término *salud* no se entiende tanto la ausencia de enfermedad, sino más bien un modo de vida determinado que destaca por una manera de actuar cuidadosa y responsable.

La medicina china trata de evitar las enfermedades en lugar de luchar contra ellas.

Lo ideal sería la conexión entre la medicina occidental y el saber chino. Así, por ejemplo, un tratamiento de MTC puede servir de equilibrador y regenerador después de una operación o de un tratamiento a base de medicamentos.

Es un hecho más que probado que los métodos de la MTC pueden tratar perfectamente un amplio abanico de dolencias. Por ello muchos seguros médicos, por ejemplo en el caso de terapias para el dolor, han asumido los costes de tratamientos de acupuntura. De todas formas en estos casos siempre es necesario, antes de realizar un tratamiento, dirigirse a un médico y pedir su opinión.

ORÍGENES

Cada medicina es también una manifestación de la sociedad y la cultura del país en las que se ha originado. Por ese motivo, la medicina china está muy unida al contexto cultural y va acompañada de una filosofía de unión de opuestos y un pensamiento holístico y sensible a las relaciones. La mística y la realidad nunca son consideradas como opuestos, tal y como nosotros conocemos en nuestro modo de pensamiento occidental, sino que se entremezclan y funden en un sistema. Así, en la visión china se presta mucha atención a la conexión entre una enfermedad y el entorno natural y social del afectado.

Esta versión holística del ser humano es la base primordial de la MTC. El cuerpo, la mente y el alma forman por consiguiente una unidad y son determinadas manifestaciones de la energía vital universal *qi*.

Por lo tanto, en la MTC las enfermedades no son consideradas como dolencias de órganos independientes, sino como un trastorno que afecta a todo el organismo. En este contexto encontramos la teoría de los meridianos, es decir, las vías que unen entre sí los órganos independientes, así como el interior y la superficie del cuerpo, y por las que fluye la energía vital *qi*. Como veremos posteriormente, estos meridianos juegan un papel muy importante sobre todo en la acupuntura y en los masajes curativos, pero también en los tratamientos con hierbas medicinales.

La visión global del ser humano significa también que nunca puede considerarse como algo apartado de su entorno. En la filosofía del taoísmo, en la que también se basa la MTC, el ser humano es parte de un universo lleno de energía, del planeta y de la naturaleza que nos rodea.

En esta visión del mundo todo depende de todo y está unido entre sí. Un médico de MTC buscará siempre la relación existente entre los síntomas mentales y corporales y los factores medioambientales y, de ese modo, poder sacar conclusiones en cuanto a las posibles disarmonías.

La base teórica sobre la que se asienta hoy en día la MTC se remonta al siglo II a. de C. En ese momento los sabios chinos desarrollaron los cimientos, como por ejemplo el yin y el yang, la teoría de las cinco fases o bien la teoría de los meridianos.

Bases de la medicina china

➥ El cuerpo, la mente y el alma forman una unidad.
➥ El responsable de la salud es un flujo de energía equilibrado dentro del cuerpo. Si este flujo se ve

interrumpido o bloqueado, entonces surge la enfermedad.

➟ Cada energía debe estar equilibrada entre dos polos. Si hay exceso o defecto de energía vital (*qi*), sufrirá una determinada parte del cuerpo y, a través de los meridianos, se extenderá al resto del organismo.

EQUILIBRIO DE FUERZAS YIN Y YANG

Uno de los conceptos básicos de la MTC es la oposición entre el yin y el yang. Este concepto apareció por primera vez en un documento del siglo II a. de C. y remite a la observación de que en la naturaleza todo se halla en un dinámico cambio y se somete al juego conjunto de elementos opuestos: yin y yang representan simbólicamente el proceso universal de una realidad que se modifica de forma constante. Ambas partes están unidas entre sí y se complementan: cuando desaparece la oscuridad, llega la claridad, que luego volverá a dar paso a la oscuridad. No habría día sin noche, invierno sin verano, tranquilidad sin actividad u oscuridad sin luz.

Esta polaridad determina nuestra vida, y también dentro del cuerpo humano se ven reflejados estos procesos cíclicos. Todas las funciones de nuestro cuerpo tienen una parte yin y otra yang: aspiramos a la tranquilidad después del ajetreo, a la relajación tras la tensión, al frío tras momentos de calor, al vacío tras la saciedad, etc. En el caso de un exceso de uno de los aspectos así como un trastorno en la armonía, el sistema colapsa y se llega a un estado de debilidad de yang o yin que se manifiesta en determinadas formas de dolencias. Siguiendo esta lógica, la enfermedad no es más que un desequilibrio entre el yin y el yang.

Al observar esta polaridad llama la atención que yin y yang se presentan como antagónicos, pero estos opuestos se necesitan entre sí. Por lo tanto siempre se trata de conseguir un equilibrio armónico de ambos aspectos ya que cada fuerza independiente en desequilibrio puede llevar consigo dolencias.

La condicionalidad neutral de los dos aspectos yin y yang se ilustra con este símbolo circular:

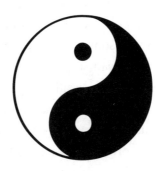

En la MTC también las partes del cuerpo humano se dividen en yin y yang. Así, la parte anterior del organismo es yin, mientras que la posterior es yang; la mitad superior es más yang que la inferior. La izquierda es yang mientras que la derecha es yin. Los cartílagos y tendones son considerados como yang mientras que la piel y los huesos son yin.

Los órganos yin son estables, compactos y contienen energía. Son los responsables de la creación, la transformación, la regulación, el almacenamiento y el control. Por el contrario, los órganos yang son órganos huecos que reciben, transportan, distribuyen e irradian energía, por ejemplo la que conseguimos a través de nuestra alimentación diaria.

El objetivo de cualquier tratamiento de la MTC es conseguir el equilibrio corporal en cuanto a los aspectos yin y yang.

TEORÍA DE LAS CINCO ETAPAS DE TRANSFORMACIÓN Y TEORÍA DE LOS CINCO ELEMENTOS

Mientras que los orígenes de la teoría del yin y el yang nos remiten a la Antigüedad china, las primeras huellas de la teoría de las cinco etapas de transformación aparecen ya en el siglo IV a. de C. Según esta teoría, todas las manifestaciones están organizadas en estadios y procesos de cinco etapas. En la cultura china, el número 5 es el número de la vida. Está compuesto por el 2, que es la cifra de la tierra (yin) y el 3, que se corresponde con el cielo (yang). Sus correspondencias dan lugar a cinco fases a través de los elementos madera, fuego, tierra, metal y agua.

La teoría de las cinco etapas de transformación y los cinco elementos sirve, a la sabiduría china, para describir los procesos temporales y los desarrollos naturales, por ejemplo para la descripción de las estaciones: la madera se corresponde con la primavera, el fuego con el verano, la tierra con el verano tardío, el metal con el otoño y el agua con el invierno. También se pueden reconocer nuestros pasos vitales, desde el nacimiento y la niñez, pasando por la edad joven y madura, hasta la vejez y la muerte.

Equivalencias entre yin y yang

yin	yang
Femenino	Masculino
Derecha	Izquierda
Oscuridad	Claridad
Receptor	Dador
Inmóvil	Constante movimiento
Silencioso	Ruidoso
Tierra	Cielo
Luna	Sol
Frío	Calor
Noche	Día
Agua	Fuego
Humedad	Sequedad
Otoño	Primavera
Invierno	Verano
Bajada	Subida
Pasivo	Activo
Depresivo	Mente alegre
Vacuidad	Plenitud
Lluvia	Viento
Vejez	Juventud
Muerte	Crecimiento

Cuerpo yin	Cuerpo yang
Mitad inferior del cuerpo	Mitad superior del cuerpo
Lado anterior del cuerpo	Lado posterior del cuerpo
Mitad derecha del cuerpo	Mitad izquierda del cuerpo
Partes interiores del cuerpo	Partes exteriores del cuerpo
Órganos compactos	Órganos huecos
Piel y huesos	Tendones y cartílagos

Al igual que el sistema yin-yang, las cinco etapas de transformación también se refieren a numerosos fenómenos humanos como por ejemplo las funciones orgánicas, las emociones y las posturas físicas, tal y como nos muestra la tabla que aparece en la página siguiente. De igual modo a los elementos independientes se les asignan determinadas propiedades: la madera es crecimiento, arraigo y movimiento; el fuego es sequedad, calor intenso y movimiento; la tierra es productividad, crecimiento, fertilidad; el metal es brillo, dureza y conductividad, y el agua es humedad, frío, descenso, fluir e indulgencia. Las cinco transformaciones así como los cinco elementos pueden encontrarse entre ellos en relaciones totalmente distintas; así, por ejemplo, se pueden provocar, superar y controlar mutuamente. Cuando se complementan y controlan de un modo recíproco, entonces la persona permanece sana. Pero si por el contrario se influyen de forma negativa, esto lleva consigo trastornos físicos y psicológicos. El siguiente ejemplo puede servir de ilustración: cuando algunos aspectos vitales, como podrían ser la tranquilidad y la reflexión, aparecen en contadas ocasiones durante un período de tiempo muy largo (y todavía vivimos en fase de madera y fuego), este desequilibrio de los elementos lleva consigo consecuencias de salud como el *burnout* (síndrome de desgaste profesional).* Casi nadie está totalmente equilibrado por naturaleza, es decir, los elementos independientes así como las cualidades energéticas están marcados de forma bien distinta en cada persona. Ya que

---

* N. de la T.: Lo que coloquialmente se conoce como «estar quemado».

	Madera	Fuego	Tierra	Metal	Agua
Propiedades	Creciente, arraigado, dinámico	Seco, calor ascendente, dinámico	Productivo, creciente, fértil	Brillo, dureza, conductividad	Húmedo, frío, descenso, fluir, indulgencia
Estación	Primavera	Verano	Verano tardío	Otoño	Invierno
Parte del día	Antes del mediodía	Mediodía	Después de comer	Tarde	Noche
Punto cardinal	Este	Sur	Centro	Oeste	Norte
Factores externos	Viento	Calor	Humedad	Sequedad	Frío
Color	Azul o verde	Rojo	Amarillo-naranja	Blanco	Azul-negro
Sabor	Ácido o agrio	Amargo	Dulce	Picante	Salado
Olor	Fuerte	Quemado	Perfumado	Rancio	Podrido
Órgano Zang (yang)	Hígado	Corazón	Bazo	Pulmón	Riñones
Órgano Fu (yin)	Vesícula biliar	Intestino delgado	Estómago	Intestino grueso	Vejiga urinaria
Órgano sensorial	Ojos	Lengua	Boca	Nariz	Oído
Parte del cuerpo	Tendones	Vasos sanguíneos	Músculos	Piel	Huesos
Emoción	Enfado	Alegría	Melancolía	Preocupación	Miedo
Sonido	Grito	Risa	Canto	Llanto	Gemido
Edad	Niñez	Adolescencia	Edad adulta	Adulto maduro	Edad avanzada
Carácter	Creativo	Impulsivo	Perseverante	Minucioso	Profundo
Significado espiritual	Autorrealización	Claridad	Compasión	Sentido del deber	Sabiduría

las cinco etapas de transformación así como los cinco elementos y la idea del ciclo vital son conceptos claves para la MTC, a continuación explicaremos con algo más de detalle cada uno de los elementos independientes.

Fase de transformación madera (primavera)

En la vida de una persona la niñez se corresponde con la dinámica, la flexibilidad, el movimiento y todo lo nuevo que se está desarrollando y que quiere desplegarse hacia fuera. Un tipo madera se caracteriza por el dinamismo, la capacidad de imposición y la tendencia a la autorrealización. Es aventurero, dinámico en todos los aspectos y también es juvenil.

Fase de transformación fuego (verano)

Es la fase del calor y del sur; en la vida de una persona se corresponde con el tiempo de la adolescencia: el joven individuo está en el punto álgido de su capacidad de rendimiento, el potencial de la fase de desarrollo madera ya está realizado. Pero todavía queda disponible mucha fuerza, cosas que mover. Un tipo fuego es alguien que mira hacia delante. Es abierto y sociable, activo y extrovertido, adora pasar tiempo con las personas cercanas.

Fase de transformación tierra (verano tardío)

Es esta una fase de transformación sobre el alimento, la maduración en la recogida de los frutos. En la vida de una persona se corresponde con la edad madura, donde los frutos se refieren a las adquisiciones, hijos y nietos, maduración espiritual y conocimiento. Un tipo tierra tiene una marcada armonía, es leal y claro en sus afirmaciones y pensamientos. La armonía es un deseo especial y una necesidad. Se aspira a la tranquilidad y el equilibrio.

Fase de transformación metal (otoño)

Esta fase de transformación es un momento de despedirse de la energía que tendía hacia fuera y que ahora se focaliza hacia el interior. En cuanto al ciclo vital, se corresponde con una edad avanzada. Las funciones del cuerpo se van calmando, uno se vuelve menos activo y vive más del reino de los recuerdos. Un tipo metal es decidido, minucioso y crea estructuras. Los individuos en los que el elemento metal está muy marcado pueden decidir sin problema lo que aceptan y lo que deniegan, lo que mantienen y aquello que quieren soltar.

Fase de transformación agua (invierno)

Esta fase de transformación es sobre nuestro origen; en nuestro ciclo vital se corresponde con el nacimiento y la muerte. La retirada y el recogimiento interno, que ya se han descrito como característicos de la fase metal, aquí se encuentran aún más marcados. El tipo agua se apoya en sí mismo, es sereno y despejado. El agua es el momento de la sabiduría vital, que alcanza su punto álgido con la edad. Por ese motivo, en la secuencia de las estaciones se corresponde con el invierno. Todo se retira y espera a que, con los primeros rayos de sol de la primavera, el ciclo comience de nuevo con plena energía.

LA ENERGÍA VITAL QI

«El hombre vive en medio de *qi* y *qi* colma al hombre...; todo precisa de *qi* para existir» aparece escrito en un texto del siglo IV d. de C. La medicina china se basa por lo tanto en el estudio de *qi*. En el caso de esta energía vital que todo lo engloba se trata de un tipo de sustancia amorfa e invisible que sin embargo siempre se siente o es constatable desde el punto de vista intuitivo. Según nuestro entendimiento, *qi* se corresponde con el poder primordial o la energía vital. *Qi* fluye por todo el cuerpo y por los denominados meridianos, de los que hablaremos más en profundidad en breve. Mientras pueda fluir sin ningún tipo de impedimento, el ser humano permanece sano y se encuentra en un equilibrio corporal-mental. Sin embargo, cuando la energía *qi*, por el motivo que sea, se queda bloqueada o estancada, entonces se genera una enfermedad.

En el pensamiento chino, *qi* es absolutamente vital para los humanos. Si no hay *qi* el ser no es capaz de vivir. Al mismo tiempo, por nuestro cuerpo fluyen también distintos tipos de *qi*: una energía *qi* que es más tosca y se extrae del alimento o bien se encuentra en nuestro sistema de meridianos, pero también una energía *qi* muy sutil, como nuestros pensamientos o bien el aire que respiramos.

Para el mantenimiento de la salud, en la medicina tradicional china *qi* asume las siguientes funciones principales:

➡ *Qi* aporta calor al cuerpo. Para el perfecto funcionamiento de nuestra digestión y todos los procesos que tienen lugar en el organismo, dicho calor es absolutamente necesario.

→ *Qi* se ocupa de que todos los procesos corporales puedan ejecutarse; ayuda en la transformación del alimento en componentes aprovechables y, por su condición dinámica, es imprescindible sobre todo para el transporte del alimento, la sangre y los fluidos.

→ Todas nuestras actividades, como por ejemplo el movimiento de los músculos y las articulaciones, la producción hormonal o bien la segregación de mensajeros químicos en el cuerpo, van unidas a la presencia de la energía *qi*.

→ *Qi* protege el cuerpo. Lucha contra todas las influencias externas y aparta todos los intrusos que quieran penetrar en él.

En la MTC nuestra sangre es entendida como *xue*, que por un lado se refiere al líquido corporal rojo, pero por otro también hace referencia a su función energética. La sangre es una parte específica de *qi* y *qi* se puede transformar en sangre. La sangre, por lo tanto, además de fluir por los vasos sanguíneos, también puede fluir conjuntamente con la energía *qi* en los meridianos de acupuntura. En la medicina china, la sangre tiene la misión principal de alimentar e hidratar los tejidos y órganos. Totalmente distintos a *xue* son el resto de los fluidos corporales, como por ejemplo los fluidos linfáticos, el sudor, los jugos gástricos, la saliva o bien los líquidos que hidratan las membranas mucosas.

EL SISTEMA DE MERIDIANOS

«Todo lo que está dentro del ser humano está conectado por medio de meridianos que conforman una unidad. Son los que deciden la vida y la muerte. Mantienen el yin y el yang en equilibrio», se puede leer en las viejas fuentes de conocimiento. Junto con los órganos internos y con la superficie del cuerpo, el denominado sistema de meridianos crea una unidad.

Los médicos chinos hace ya miles de años concibieron líneas imaginarias que recorrían el cuerpo a través de sus venas y arterias, a través del sistema linfático y el sistema nervioso. Uno se podría imaginar estas líneas como si fueran un tipo de red tupida e invisible que está entretejida por todo el organismo y que conecta entre ellas todas las sustancias básicas y órganos. Los meridianos conectan en cierto modo la parte interior del cuerpo con su superficie y garantizan una circulación ininterrumpida de *qi* y *xue*, así como otras sustancias corporales básicas.

Cuando el flujo de energía dentro del sistema de meridianos se ve interrumpido, entonces se producen trastornos de salud o enfermedades. Los detonantes pueden ser lesiones u operaciones, pero también cargas psicológicas. En el caso de ira o de miedo se contraen de forma automática; estas contracciones tienen como consecuencia tensiones internas y el flujo de energía queda bloqueado en ciertos meridianos.

También los canales de energía del sistema de meridianos se organizan según los principios del yin y el yang. El sistema está compuesto de doce meridianos básicos, cinco de ellos yin y seis yang (ver la página 26) así como

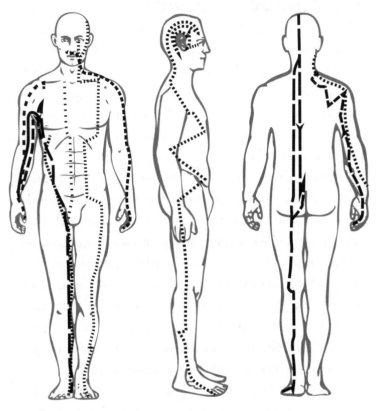

Vista frontal

Meridiano del intestino grueso
■■■■■■■■■■■■■■■■

Meridiano del estómago
ııııııııııııııııııııııı

Meridiano del bazo-páncreas
■■ ■■ ■■ ■■ ■■

Meridiano del corazón
■ ■ ■ ■ ■ ■ ■

Meridiano del riñón
ı ı ı ı ı ı ı ı ı ı ı ı

Meridiano del sistema circulatorio - sexualidad

Meridiano del hígado
ıııııııııııııııııııı

Meridiano del pulmón
■ ■ ■ ■ ■ ■ ■

Vista lateral

Meridiano de la vesícula biliar
ıııııııııııııııııııııııı

Vista trasera

Meridiano del intestino delgado
■■ ■■ ■■ ■■

Meridiano de la vejiga
■■ ■■ ■■ ■■

Meridiano triple calentador
ıııııııııııııııııı

MERIDIANOS YIN Y YANG

el del pericardio. Tres órganos yin y tres órganos yang están unidos con un brazo y una pierna. Los puntos iniciales y finales se encuentran respectivamente en las manos y los pies. Cada órgano yin aparece emparejado con un órgano yang. Por ello puede suceder que una disarmonía en un determinado órgano, pasando por los meridianos, se «traslade» a otro órgano. Así, por ejemplo, un bloqueo en el meridiano del estómago puede provocar dolores en los dientes superiores ya que dicho meridiano transcurre por el paladar.

En el transcurso del día la energía vital *qi* fluye de un meridiano a otro y con ello también va cambiando de cualidad, de yin a yang. A través de todas las conexiones transversales y rutas profundas la energía vital puede alcanzar cualquier punto del cuerpo.

La explicación simplificada que aparece a continuación muestra el recorrido de las vías energéticas en las que se encuentran los puntos para la regularización de la energía.

Órganos supeditados a los meridianos yin

Meridianos con origen en la mano
- ➥ Meridiano del pulmón.
- ➥ Meridiano del sistema circulatorio-sexualidad.
- ➥ Meridiano del corazón.

Meridianos con origen en el pie
- ➥ Meridiano del bazo-páncreas.
- ➥ Meridiano del hígado.
- ➥ Meridiano del riñón.

Órganos supeditados a los meridianos yang

Meridianos con origen en la mano

- ➡ Meridiano del intestino grueso.
- ➡ Meridiano triple calentador.
- ➡ Meridiano del intestino delgado.

Meridianos con origen en el pie

- ➡ Meridiano del estómago.
- ➡ Meridiano de la vesícula biliar.
- ➡ Meridiano de la vejiga.

Podemos influir en los meridianos así como en los puntos de acupuntura situados sobre ellos realizando una presión (acupresión, masaje) o por medio de la acupuntura, el calor, ejercicios gimnásticos o bien ejercicios respiratorios. En el apartado sobre la acupresión (páginas 62 y siguientes) encontrarás sugerencias para realizar dicha acupresión y llevar a cabo masajes y automasajes; en los apartados dedicados al taichí y el *qigong* (página 92 y siguientes) y en los programas diarios (página 105 y siguientes) encontrarás igualmente una selección de ejercicios.

FACTORES PATOLÓGICOS EN LA MTC

En la medicina tradicional occidental consideramos algo como patológico cuando debido a dolencias tanto corporales como mentales no somos capaces de seguir con nuestras obligaciones diarias. De todas formas, las limitaciones corporales van unidas a una insatisfacción, que siempre aparece con anterioridad.

En la MTC las causas de la enfermedad tradicionalmente se dividen en tres grupos: factores patológicos externos o bioclimáticos, factores patológicos internos o emociones y otros factores como podrían ser los modos vitales individuales u otros.

Los principales *factores patológicos externos* en la MTC son el calor, el frío, el viento, la sequedad o la humedad (en la medicina occidental estos factores externos se pueden comparar con la entrada de bacterias y virus).

El «frío» no depende de las circunstancias externas, es decir, también en verano puede producirse un enfriamiento si las defensas del organismo están debilitadas. El afectado siente este frío de una forma muy clara: tirita, le duelen las articulaciones y aunque se encuentre a pleno sol, prefiere ir bien abrigado.

Los factores patológicos externos penetran en nuestro cuerpo desde el exterior; suponen por lo tanto un «exceso» y deben ser extraídos de nuestro organismo. A continuación se muestra un resumen de los factores patológicos externos y los síntomas que los acompañan:

- **Frío:** tiritonas, fiebre, manos y pies fríos, rechazo a bebidas y comidas frías, dolores localizados en un determinado lugar.
- **Calor:** sensación de calor, sudoración, ansia de bebidas frías, fiebre, mareos, dolor de cabeza, dolores punzantes.
- **Viento:** dolor de cabeza, ojos rojos, mareos, sensación de entumecimiento, dolores cambiantes que aparecen en diversas zonas.

➡ **Humedad:** cansancio plomizo, ausencia de sed, sensación de atontamiento, aumento de peso.

Como *factores patológicos internos* debemos señalar a nuestras emociones, que están relacionadas con nuestros órganos internos. En la MTC los órganos internos no solo tienen una participación puramente anatómica, sino que se corresponden también con aspectos psicológicos. Y no son las emociones en sí las que pueden hacernos enfermar o llevar consigo trastornos, sino el mantenerlas durante mucho tiempo y, sobre todo, si se trata de sentimientos opresores. Las emociones, naturalmente, son muy importantes como expresión de sensaciones y funciones vitales saludables. No se debe tener hacia ellas ningún tipo de prejuicio, no son ni buenas ni malas, siempre que se encuentren en un equilibrio.

Ya que estas emociones que nos hacen enfermar pueden llevar consigo trastornos en el plano del flujo *qi*, el tratamiento empleado no debe ser el mismo que el utilizado en caso de factores patológicos que vienen del exterior y que haya que sacar del organismo, sino que se trata de realizar una armonización del movimiento *qi* dentro del propio cuerpo.

El siguiente es un pequeño resumen de los factores internos y los síntomas que provocan:

➡ **Ira:** dolor de cabeza, zumbidos en los oídos, tensiones, mareos, dolor de estómago, depresión.
➡ **Alegría:** trastornos del sueño, exceso de susceptibilidad, estados de intranquilidad.

➥ **Tristeza:** cansancio, timidez, dificultad para respirar, aislamiento social, ánimo depresivo.

➥ **Miedo:** trastornos del sueño, dificultad para respirar, palpitaciones, sudores nocturnos, sensación de calor en la cara y en el pecho.

Entre *otros factores* encontramos una forma de comer irregular, exagerada y demasiado rápida, excesos de cualquier tipo, agotamiento total o lesiones como por ejemplo la rotura de huesos.

DIAGNÓSTICO

En el transcurso de sus dos mil quinientos años de historia, la medicina china ha desarrollado un sistema muy fino de diagnóstico. Los cuatro métodos diagnósticos de la MTC son los siguientes:

1. **Preguntar:** anamnesis, conversación.
2. **Sentir:** pulso, pared abdominal, regiones independientes del cuerpo y puntos de acupuntura.
3. **Ver:** lengua, cara, piel.
4. **Escuchar/oler:** por ejemplo sonidos de respiración y ruidos intestinales, voz, olor corporal, secreciones corporales.

Remedios tradicionales y tratamientos

Como ya mencionamos al principio, la estimulación de la energía vital *qi* supone el punto central de la MTC. Cualquier dolencia, da exactamente igual que sea de naturaleza corporal o mental, tiene como base un trastorno de equilibrio entre los polos yin y yang. A la hora de realizar el tratamiento, por lo tanto, siempre se trata de volver a restablecer el equilibrio perdido, así como estimular el flujo de la energía vital que despierta las fuerzas de autocuración del cuerpo y que hacen que no se generen dolencias graves.

Los métodos de curación de la medicina tradicional china son realmente variados: hierbas curativas e infusiones; técnicas manuales como la acupresión y los masajes o automasajes curativos; ejercicios de respiración, de movimiento y de meditación, y un modo de alimentación equilibrado y placentero.

Tras un resumen de los diversos métodos, para cada una de las técnicas independientes encontrarás ejercicios para las distintas partes del cuerpo y su autotratamiento.

MEDICAMENTOS CHINOS: RECETAS, HIERBAS Y PLANTAS CURATIVAS

Los médicos chinos tienen una gran experiencia en plantas y hierbas curativas desde hace siglos. Naturalmente, eso ha precisado de mucho tiempo y unos buenos métodos de observación sobre los efectos de los diversos medicamentos sobre el organismo humano. Muchos medicamentos chinos están compuestos por varios ingredientes vegetales; como en la medicina naturista occidental y en la homeopatía, en parte también se utilizan plantas venenosas. Para el autotratamiento, como es natural, nunca se deben utilizar estas plantas. Junto a estos y otros medios exóticos, la medicina tradicional china emplea también muchas hierbas habituales que se encuentran en el jardín y la cocina, como por ejemplo podrían ser el diente de león, el berro de agua, la menta o la caigua.

Como el resto de los métodos de la MTC, los medicamentos chinos también sirven para restablecer el equilibrio trastornado de las fuerzas corporales, de modo que el organismo pueda comenzar con un proceso de autocuración. Mientras que en la medicina occidental básicamente se tiene en cuenta la composición química de una planta curativa para poder valorar su utilización, los médicos chinos, a la hora de valorar los medicamentos, se fijan predominantemente en los siguientes tres criterios:

el comportamiento de temperatura, los tipos de sabor y sus efectos.

Comportamiento de temperatura de las plantas curativas

➠ Las plantas con características **«frías»** se emplean para el tratamiento de enfermedades que presenten fiebre, rojeces o escozor desagradable.

➠ Las plantas **«frescas»** se emplean contra la fiebre baja o bien los golpes de calor.

➠ Las plantas **«cálidas»** tienen efecto sobre las tiritonas suaves y los escalofríos, pero también pueden ayudar en el caso de debilidades generales del sistema circulatorio o debilidad del cuerpo.

➠ Las plantas con características **«calientes»** tienen un efecto contra el frío y los escalofríos.

➠ Las plantas con características **«neutras»** se ocupan de normalizar las funciones corporales.

Directrices del sabor

En las enseñanzas de alimentación china cada sustancia se clasifica según sea su sabor. Encontramos lo agrio, lo dulce, lo amargo, lo picante y lo salado. Cada uno de estos sabores se corresponde con una fase de transformación y por lo tanto está relacionado con un determinado ámbito funcional, tal y como muestra la tabla que aparece a continuación.

CLASIFICACIÓN DE LAS CARACTERÍSTICAS DE LOS MEDICAMENTOS			
Factores externos (temperatura)	Sabor	Ámbito funcional	Fase de transformación
Sequedad	Picante	Pulmones, intestino grueso	Metal
Humedad	Dulce	Bazo, estómago	Tierra
Viento	Agrio	Hígado, vesícula biliar	Madera
Calor	Amargo	Corazón, intestino delgado	Fuego
Frío	Salado	Riñones, vejiga urinaria	Agua

Tipo de efecto y dosificación

El efecto del medicamento depende de su preparación. Por poner un ejemplo, el rábano largo crudo es picante y tiene efectos sobre los pulmones. Sin embargo, si se cocina su sabor cambia y es algo más dulce. En ese caso favorece adicionalmente al estómago y el bazo.

En las siguientes páginas vamos a presentar alimentos importantes y hierbas curativas así como sus efectos. Hemos elegido casi exclusivamente plantas de jardín y de cocina que se pueden comprar sin ningún problema en nuestras latitudes. Aparece en la naturaleza, en los herbolarios, en los departamentos de *delicatessen* y en comercios asiáticos especializados.

De hecho las plantas curativas y otras sustancias nunca se utilizan de modo independiente, sino que se suelen combinar con otras plantas. Con ello los componentes independientes completan su efecto, se fortalecen e influyen mutuamente y se mejoran las fuerzas curativas de los principios medicinales independientes. Las farmacias especializadas en MTC reciben estos medicamentos en forma de pastillas, cápsulas, soluciones para inyectar, polvos, etc. Las recetas individuales para cada paciente naturalmente solo pueden ser prescritas por un médico especializado o un médico homeopático. También es importante comentar que ningún medicamento chino está pensado para un uso a largo plazo. Por regla general sirven para completar otros recursos empleados y modifican el estado de ánimo del paciente. En caso de duda es necesario dirigirse a un médico para pedir consejo y renunciar a una autoterapia.

A continuación encontrarás un listado de las hierbas curativas y alimentos más importantes que se pueden emplear en el autotratamiento (predominantemente en forma de infusiones o cocciones).

Ajo *(Allium sativum)*

Procedencia: el ajo es oriundo de Europa y Asia central.
Efectos: antibiótico, desintoxicante, antiinflamatorio, antiparasitario y bactericida; reduce el colesterol; fortalece el estómago, los pulmones y el bazo; favorece el flujo de la energía *qi* lenta; elimina los resfriados.
Sabor: picante.
Energía: cálida.
Elemento: metal.

Forma de administración: tubérculo tanto crudo como cocido (interna), polvos (externa), pastillas (interna).

Usos: enfriamientos, ántrax, tosferina, dolores estomacales (provocados por el frío), conjuntivitis, edemas, picaduras de insectos, diarreas.

Aloe vera *(Aloe barbadensis)*

Procedencia: el aloe se desarrolla en suelos arenosos-barrosos. Aparece en todas las regiones tropicales y mediterráneas. Las hojas de este lirio del desierto se utilizan para la fabricación de medicamentos.

Efecto: antipirético, refrescante, limpiador, drenante, purgante y estimulante de las secreciones de la vesícula biliar.

Sabor: amargo.

Energía: frío.

Elemento: agua.

Forma de administración: infusión (interna), pastillas (interna), polvos (externa), gel (externa).

Usos: quemaduras solares, quemaduras leves, estreñimiento.

Limitaciones: no se debe tomar aloe vera durante el embarazo; durante la lactancia solo después de haber consultado con un médico.

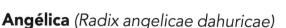

Angélica *(Radix angelicae dahuricae)*

Procedencia: la angélica se desarrolla en el norte de Europa y el norte de Asia en las orillas de los ríos y los prados. Se utiliza el tocón de raíz seco.

Efecto: antiespasmódico, calorífico, desinfectante, purgante, estimula la bilis.

Sabor: picante.

Energía: caliente.

Elemento: tierra.

Forma de administración: aceite, polvo, vino.

Usos: enfriamientos, dolencias del sistema circulatorio, sinusitis, dolores dentales.

Azafrán *(Crocus sativus)*

Procedencia: el azafrán proviene de la zona mediterránea oriental.

Efecto: fortalece el corazón y el hígado, estimula la irradiación sanguínea, analgésico, fortalece la energía *qi* y la sangre.

Sabor: dulce y picante.

Energía: neutra.

Elemento: madera y tierra.

Forma de administración: infusiones (interna), cocciones (interna), vino (interna).

Usos: trastornos de la menstruación, dolor de estómago, ánimo depresivo.

Limitaciones: las embarazadas no deben consumir azafrán.

Cilantro *(Coriandrum sativum)*

Procedencia: su origen es Oriente Medio y Europa. En China la planta entera se utiliza desde hace muchos siglos tanto para usos culinarios como para la preparación de medicamentos, junto a las semillas y raíces.

Efecto: fortalece los pulmones y el bazo, regula la energía *qi*, tranquiliza el yin, efecto mucolítico, favorece la digestión.

Sabor: picante.

Energía: cálido.

Elemento: metal.

Forma de administración: cocciones (interna/externa), polvos (interna).

Usos: estreñimiento, problemas de digestión y dolencias estomacales, dolor dental.

Crisantemo *(Crysanthemim indicum)*

Procedencia: su lugar de origen es poco claro. Las flores cocidas de los crisantemos salvajes son muy estimadas y utilizadas en China desde hace más de dos mil años como remedio curativo.

Efecto: desintoxicante, antipirético, tiene efectos sobre los pulmones y el hígado.

Sabor: de amargo a dulce.

Energía: fresco.

Elemento: madera, agua.

Forma de administración: cocciones (interna), infusiones (interna), flores secas (interna), papilla (externa), jugo fresco (externa).

Usos: presión elevada, astenopia, fiebre, trastornos del sueño, dolores de cabeza, problemas al deglutir, abscesos.

Limitaciones: se pueden producir reacciones alérgicas.

Dátil *(Phoenix dactlyfera)*

Procedencia: la palmera datilera crece en los trópicos y subtrópicos. En el campo de la farmacología se utilizan sobre todo los frutos frescos o secos.

Efecto: antidepresivo, estimula la digestión.

Sabor: dulce.

Energía: neutra, cálida.

Elemento: fuego, tierra.

Forma de administración: fruto fresco y seco (interna), infusión (interna), polvo (interna).

Usos: mal humor, tristeza, cansancio y falta de sueño.

Limitaciones: en el caso de una ingesta excesiva, los dátiles pueden provocar diarrea.

Diente de león *(Taraxacum)*

Procedencia: el diente de león es oriundo de Europa.

Efecto: antiinflamatorio, desintoxicante, combate los sofocos.

Sabor: dulce y amargo.

Energía: fresco.

Elemento: madera.

Forma de administración: cocciones (interna), polvos (interna), zumo fresco (interna), papilla (externa).

Usos: gastritis crónica, infecciones de las vías urinarias así como de las vías respiratorias superiores, dermatitis.

Espino albar *(Crataegus monogyna Jacq.)*

Procedencia: el espino albar se desarrolla en toda Europa.

Efecto: favorece la digestión, estimula la irrigación sanguínea.

Sabor: dulce y ácido.

Energía: suave.

Elemento: madera.

Forma de administración: infusiones (interna), grageas (interna).

Usos: dolencias estomacales, problemas cardíacos.

Ginseng *(Panax ginseng)*

Procedencia: el ginseng asiático es originario de Manchuria, Corea del Norte y zonas costeras del Pacífico.

Efecto: estimulante, antidepresivo, fortalece las defensas, diurético, fortalece los pulmones y el bazo.

Sabor: dulce y ligeramente amargo.

Energía: cálido.

Elemento: tierra.

Forma de administración: tónico (interna), cocción (interna), polvos (interna), pastillas (interna).

Usos: asma, malestar, impotencia, dolor de cabeza, trastornos de la irrigación sanguínea, astenopia (esfuerzo ocular).

Hinojo *(Foreniculum vulgare)*

Procedencia: el hinojo es oriundo de la zona mediterránea. Hoy en día crece en prácticamente todos los países de la tierra; desde hace siglos en China se utilizan las semillas, las hojas y la raíces de esta aromática planta.

Efecto: fortalece la energía *qi*, cura los resfriados, tranquiliza el yin, calienta los riñones, armoniza el estómago.

Sabor: picante.

Energía: cálido.

Elemento: tierra.

Forma de administración: infusión (interna), cocciones (interna), polvos (interna), semillas (interna/externa), aceite (interna/externa).

Usos: flatulencias, dolores leves de tripa y de estómago, náuseas, trastornos de la digestión, dolores de espalda, dolencias relacionadas con la menstruación.

Jengibre *(Zingiber officinale)*

Procedencia: el jengibre se cultiva en zonas tropicales como India, Nigeria y China. Como remedio natural se utilizan tanto las raíces frescas como secas.

Efecto: fortalece el estómago, el bazo y los pulmones. Tiene un efecto mucolítico, favorece la digestión, provoca sudoración.

Sabor: picante.

Energía: cálido (en fresco), caliente (en seco).

Elemento: metal.

Forma de administración: zumo (interna), papilla (interna/externa), planta cocida (interna), cocciones hechas con la raíz seca (interna).

Usos: malestar, vómitos, enfriamientos, diarreas, flatulencias, nervios gástricos, pérdida de apetito, dolencias reumáticas.

Habas de soja *(Clycine max.)*

Procedencia: las habas de soja crecen en China, Brasil y Estados Unidos.

Efecto: fortalece la energía *qi* y la sangre, tranquiliza el yang, fortalece el bazo y el intestino grueso, tiene un efecto drenante y antibacteriano.

Sabor: dulce.

Energía: fresco.

Elemento: tierra.

Forma de administración: cáscara (interna), cocciones (interna), papilla (externa).

Usos: dolores de garganta, tos seca, quemaduras, estreñimiento, artritis reumatoide, pérdida de visión, excesiva sudoración.

Judías verdes *(Phaseolus vulgaris l.)*

Procedencia: las judías verdes se cultivan en China y en algunas partes de Europa.
Efecto: fortalece la energía *qi*, la sangre, el bazo y los riñones.
Sabor: dulce.
Energía: neutra.
Elemento: tierra.
Forma de administración: zumo (interna), planta (interna), polvo (interna/externa), frutos secos (interna).
Usos: diarrea, vómitos.
Peligros: las semillas y vainas no maduras son venenosas en estado crudo.

Madreselva japonesa *(Lonicera japónica var. Sinensis)*

Procedencia: la madreselva japonesa proviene de Asia, pero hoy en día también se desarrolla en muchas partes de Estados Unidos.
Efecto: antiinflamatorio, desintoxicante, antipirético.
Sabor: dulce y ácido.
Energía: neutra.
Elemento: madera, tierra.
Forma de administración: cocciones (interna/externa), polvos (externa).
Usos: fiebre, gripe, paperas, conjuntivitis, articulaciones inflamadas, dolencias reumáticas.

Menta *(Mentha X. Piperita l.)*

Procedencia: la menta procede de Centroeuropa.

Efecto: fortalece el yang, regula la energía *qi* y la sangre, fortalece la sangre.

Sabor: picante.

Energía: fresco.

Elemento: fuego y metal.

Forma de administración: infusiones (interna), hojas frescas (interna/externa), polvo (interna), pastillas (interna).

Usos: dolor de cabeza, ronquera, fiebre, problemas en la digestión, dolor dental.

Nuez *(Juglans regia)*

Procedencia: el nogal era originario de Asia occidental, pero hoy en día se planta en otros muchos lugares del mundo. En la medicina china, además del fruto también se utiliza su cáscara y otras partes del árbol.

Efecto: fortalece la energía *qi* y la sangre, reduce el frío, calienta y fortalece los pulmones y los riñones, favorece el tránsito intestinal, tranquiliza el yin.

Sabor: dulce.

Energía: cálido.

Elemento: tierra.

Forma de administración: nueces crudas (interna), cocciones (interna/externa), aceite (interna), papilla (interna/externa).

Usos: estreñimiento, sobreacidificación, tos.

Nuez moscada (*Myristika fragans*)

Procedencia: originariamente la nuez moscada proviene de Indonesia, aunque hoy en día se puede encontrar en muchos países tropicales, en las islas de India occidental o bien en China.

Efecto: fortalece el estómago, el intestino grueso y el bazo; regula y fortalece la energía *qi*; combate los sofocos; favorece la digestión.

Sabor: picante.

Energía: cálido.

Elemento: metal.

Forma de administración: semillas cocidas (interna).

Usos: acidez de estómago, debilidad estomacal, flatulencias, diarrea, vómitos.

Papaya (*Carica papaya*)

Procedencia: la papaya crece en países tropicales como por ejemplo India o Hawái, pero también en China y Estados Unidos.

Efecto: seca la humedad, fortalece la energía *qi* y la sangre.

Sabor: dulce, ligeramente amargo.

Energía: neutra.

Elemento: fuego y tierra.

Forma de administración: cocciones, fruto crudo.

Usos: trastornos de la digestión, estreñimiento, dolores estomacales, dolencias reumáticas.

Pepino *(Cucumis sativus)*

Procedencia: el pepino proviene de Asia, pero hoy en día está extendido por todo el mundo. En la medicina natural se utilizan los frutos, pero también las raíces y las hojas inferiores de la planta.

Efecto: purgante, diurético, desintoxicante, fortalece la energía *qi* y la sangre, refresca en caso de calor excesivo, tranquiliza el yang.

Sabor: ligeramente dulce.

Energía: fresco.

Elemento: tierra.

Forma de administración: cocciones (interna), papilla (externa), pastillas (interna).

Usos: quemaduras, ronquera, presión arterial alta, ánimo depresivo, amigdalitis.

Piña *(Ananas comosus (l.) Merr.)*

Procedencia: esta fruta es natural de Asia, África, Centroamérica y Sudamérica.

Efecto: diurético, antiinflamatorio, favorece la digestión.

Sabor: dulce.

Energía: neutra.

Elemento: tierra.

Forma de administración: zumo (interna), polvos (interna/externa), fruta fresca (interna/externa).

Usos: insomnio, insolación, pérdida de apetito, sobrepeso.

Plátano *(Musa paradisiaca)*

Procedencia: el plátano se desarrolla en el sur de China, Latinoamérica y África así como en el sur de Europa.

Efecto: antipirético, desintoxicante, fortalece la energía *qi* y la sangre, fortalece el yin.

Sabor: dulce.

Energía: frío.

Elemento: tierra.

Forma de administración: fruto sin piel (interna), zumo (interna), piel seca y cocida (externa).

Usos: dolor de estómago, diarrea, picores en la piel y picaduras de insectos.

Regaliz *(Glycyrrhiza uralensis, G. glabra, G. inflata, G. kansuensis)*

Procedencia: el regaliz se cultiva en Europa, en Oriente Medio y en zonas de Asia. Se trata de las raíces subterráneas secas de distintas plantas de este género.

Efecto: reduce el colesterol, favorece la curación de las heridas, antipirético, disminuye las secreciones estomacales.

Sabor: dulce.

Energía: neutra.

Elemento: madera.

Forma de administración: cocciones (interna/externa), polvos (interna), pastillas (interna).

Usos: envenenamientos leves, alergias, faringitis, tos, estreñimiento, nervios gástricos.

Romero *(Rosmarinus officinalis)*

Procedencia: el romero es oriundo de la zona mediterránea.

Efecto: regula la energía qi, tranquiliza el yin, fortalece el estómago, reduce la sensación de frío, tranquiliza la mente.

Sabor: picante.

Energía: cálida.

Elemento: metal.

Forma de administración: aceite (interna), agujas cocidas (interna), cocciones (interna).

Usos: nerviosismo, dolor de cabeza, sangrado débil en la menstruación.

Sandía *(Citrullus lanatus, C. vulgaris)*

Procedencia: la sandía proviene de África, pero hoy en día se cultiva en casi todo el mundo.

Efecto: fortalece la energía qi y la sangre; refresca en caso de calor; influye en el estómago, el corazón y la vejiga; es diurética y antipirética.

Sabor: dulce.

Energía: fría.

Elemento: tierra.

Forma de administración: carne del fruto (interna), zumo (interna/externa), extracto (externa).

Usos: estreñimiento, amigdalitis y nefritis (inflamación de los riñones), infecciones de las vías urinarias, quemaduras de leves a graves.

Sésamo negro *(Sesamum indicum)*

Procedencia: esta planta proviene del sur de Asia.

Efecto: fortalece los riñones y el hígado, estimula la energía *qi* y fortalece la sangre, enfría en caso de fuerte calor, tranquiliza el yang, hidrata la sequedad.

Sabor: dulce.

Energía: fresca.

Elemento: tierra.

Forma de administración: cocciones (interna/externa), pastillas (interna), polvos (interna/externa), papilla (externa).

Usos: artritis reumatoide, mareos, dolores dentales, estreñimiento, cansancio, hemorroides.

Soja verde *(Phaseolus radoiatus syn., P. aureus, P. mungo)*

Procedencia: la soja verde proviene de China y de otros países asiáticos. En China es uno de los alimentos más importantes; en la medicina se utilizan tanto las habas como las vainas.

Efecto: refrescante, tranquiliza el yang, tiene efectos sobre el estómago y el corazón.

Sabor: dulce.

Energía: fresco.

Elemento: tierra.

Forma de administración: cocciones (interna), polvos (interna), harina (externa).

Usos: diarrea, furúnculos, edemas, tenesmo (ganas frecuentes de orinar o defecar).

TÉS CHINOS

Naturalmente, en el marco de una introducción a la MTC nunca deben faltar algunas recetas importantes de té; en China es primordial el disfrute de esta bebida.

Se puede decir que beber té fue algo que comenzó en China. Incluso hoy en día la preparación de un té y su disfrute tienen un carácter casi ritual en ese país. Del mismo modo que los alimentos que ya hemos mencionado, los tés chinos curativos fortalecen la energía *qi*. Ayudan a tener una tranquilidad interna, a lograr sosiego y también a recuperar una salud equilibrada. Los tés e infusiones de hierbas que aparecen a continuación se pueden emplear en el caso de diversas dolencias. Algunos de ellos, como por ejemplo el té verde y el té rojo (*pu-ehr*), también son muy conocidos en los círculos culturales occidentales y se pueden encontrar sin ningún problema en cualquier comercio. El resto se puede adquirir en farmacias, en herbolarios y en el comercio especializado.

Té verde

Este té, que desde hace algunos años es muy conocido en nuestras latitudes y tiene muy diversos sabores, se obtiene a partir de las hojas del arbusto de té *Camellia sinensis*. Se utiliza en seco, nunca fermentado, tostado o perfumado.

El té verde es rico en vitamina C y contiene valiosos minerales como calcio, flúor y zinc. Además es rico en enzimas que reducen factores de riesgo para la aterosclerosis y el infarto de miocardio. Con un disfrute regular de esta infusión se mejoran la presión sanguínea, los índices de albúmina, el colesterol y el azúcar en sangre.

Preparación: lleva agua a ebullición y deja que se enfríe hasta los 85 °C. Para realizar esta infusión es más que suficiente con medio gramo o un gramo de hojas de té por taza: cuanto más corta se haga la infusión, más estimulante resultará su efecto; cuanto más larga sea, más tranquilizador.

Té rojo

El té *pu-ehr* es el más antiguo de la historia de la humanidad y se obtiene a partir de las hojas de un árbol de la especie *Camellia sinensis* que crece en el sudoeste de China. Este té equilibra el yin y el yang e influye en el metabolismo, favoreciendo en el caso de enfermedades condicionadas por la alimentación. Desintoxica, adelgaza, estimula la digestión y tiene un efecto fortalecedor sobre todo en el sistema inmunitario.

Preparación: puedes poner en una taza media cucharadita de hojas de té y rociarlas en cuatro tiempos con agua calentada a unos 85 °C. Los tiempos de reposo son de veinte segundos en la primera infusión, treinta segundos en la segunda, un minuto en la tercera y un minuto y medio en la cuarta. Para un efecto óptimo debes beber de tres a cinco tazas repartidas a lo largo del día.

Té *dong-ling*

Este té se obtiene de la extraña planta del mismo nombre que procede de la provincia de Henan, en China central. También es posible comprarlo en Occidente con el nombre de «bing ling tea», «winter-iced-tea» o bien «té mágico chino».

Este té tiene un efecto fortalecedor sobre el sistema inmunitario, es antiinflamatorio, previene el cáncer, favorece la digestión y ralentiza los procesos de envejecimiento.

Preparación: rocía el té con agua previamente llevada a ebullición y luego enfriada a entre 85 y 80 °C. La bolsita de té se puede reutilizar hasta cuatro veces.

Té *tienchi-danshen*

En esta infusión, las mejores plantas de ginseng se convierten en una combinación única: *noto ginseng* y ginseng rojo. En China son consideradas como un remedio mágico para una vida larga y saludable. Este té es muy efectivo en casos de angina de pecho, presión arterial alta y sistema inmunitario debilitado.

Preparación: el contenido de una bolsa es suficiente para tomar tres tazas al día. Rocía un tercio del contenido de la bolsa con agua fría o caliente: el granulado se disuelve independientemente de la temperatura del agua. Bebe este té por las mañanas con el estómago vacío, al mediodía antes de comer y a primera hora de la tarde.

Bebida de tres flores

La clásica infusión de belleza e inmunitaria de los chinos es una infusión instantánea y está compuesto por los siguientes ingredientes: *noto ginseng* (hace que vuelva a fluir la energía *qi*, mejora el abastecimiento de oxígeno y la irrigación); crisantemos (mejora la estructura del cabello, suaviza los dolores e inflamaciones de los ojos y ayuda en el caso de dolencias estomacales y trastornos de la digestión), y madreselva japonesa (ayuda a normalizar el azúcar en sangre y los índices de albúmina, favorece el metabolismo celular, armoniza el yin y el yang y fortalece la mente).

Preparación: esta infusión se puede comprar en las tiendas chinas o bien por Internet. Una bolsita con granulado alcanza para tres tazas. Rocía un tercio del granulado con agua caliente y bebe una taza por las mañanas con el estómago vacío, al mediodía antes de comer y por las noches antes de ir a dormir.

Té ocho tesoros

Como muchos de los otros tés curativos chinos, esta infusión es un producto natural hecho a base de yunana, una hierba china de jardín. Está compuesto por ocho hierbas distintas, flores y frutos, que equilibran el yin y el yang y vuelven a poner en funcionamiento la energía *qi*.

Preparación: para beberlo utiliza una taza de té de tamaño grande (0,25 litros). Sobre el té ve añadiendo agua que no esté hirviendo y deja reposar durante cuatro minutos. Puedes echar agua todas las veces que desees. Este té despliega todo su efecto incluso después de añadirle agua en diez ocasiones.

Té *ling-zhi*

Este té proviene del hongo ganoderma y promete una salud robusta y longevidad.

Preparación: sobre la bolsita añade agua que ya no esté hirviendo (de 80 a 85 °C) y deja que el té repose aproximadamente de veinte a treinta segundos. Se puede utilizar la misma bolsita en tres ocasiones, pero en ese caso hay que dejarlo reposar durante más tiempo. No hay que mezclar este té con azúcar o con leche, ya que reducen su efecto.

ALIMENTACIÓN SEGÚN LOS CINCO ELEMENTOS

En la medicina china la comida no solo es un disfrute, sino que también es un medio muy importante para mantener la salud y tiene un efecto sanador. Una comida saludable se caracteriza por un equilibrio entre los ingredientes yin y yang y su orden en el ámbito de los cinco elementos: lo claro y lo oscuro, lo suave y lo picante, lo caliente y lo frío deben formar una composición equilibrada; la temperatura, el color, el aroma y el sabor deben dejar una impresión general armónica.

Efecto térmico de los elementos

En la cocina china, la temperatura de los alimentos juega un papel muy relevante. Son preferibles platos cálidos, poco cocinados y bajos en grasa, ya que dicha grasa supone una sobrecarga para el metabolismo.

Por regla general cabe decir que se recomienda el consumo de abundantes cereales y verduras poco cocinadas así como frutas frescas; según los gustos, si se desea se pueden combinar con pequeñas cantidades de carne, pescado y productos lácteos. Los picantes y los alimentos muy calientes solo se deben disfrutar en cantidades moderadas.

A continuación encontrarás un listado de las propiedades térmicas de algunos de los alimentos más importantes:

- **Frío:** aguacates, cerveza, té verde, pepino, yogur, agua mineral, tomates, salsa de soja, espárragos, calabacín, calabaza, azafrán, carne de caza.
- **Fresco:** té de hierbas, manzanas, peras, mandarinas, brócoli, ensalada, habas de soja, trigo, arroz, tofu, pato, pavo.
- **Neutro:** huevos, mantequilla, leche, productos hechos con leche agria, cereales, patatas, zanahorias, col, setas, maíz, legumbres, lechuga, uvas, higos, nueces, carne de vacuno.

➥ **Templado:** té negro, café, cacao, vino, leche de coco, vinagre, remolacha roja, apio, cebolla, hierbas y verduras cocidas, pipas de girasol, melocotones, melones dulces, papayas, ciruelas, bayas, cerezas, la mayoría de los pescados, pollo, la mayoría de los quesos.

➥ **Caliente:** bebidas con alto porcentaje de alcohol, hinojo, rábano blanco, pimiento, piña, albaricoque, especias picantes, carne a la barbacoa.

Clasificación y efectos de los sabores

A la hora de clasificar los alimentos, además de la temperatura también juegan un papel importante los cinco elementos: metal, tierra, madera, fuego y agua. En las enseñanzas de los cinco elementos los ingredientes se eligen según la estación del año y se adecúan a las correspondientes constituciones; en cada una de las comidas deberían aparecer los cinco tipos de sabor. De ese modo todos los órganos son alimentados.

Los siguientes sabores se corresponden con los distintos elementos.

Metal - picante

Lo picante provoca calor y la energía fluye hacia fuera. Suelta los bloqueos y tiene un efecto disipador; sobre todo es muy efectivo en el caso de enfermedades por enfriamiento. Orgánicamente ejerce efecto sobre los pulmones.

Así disfrutas de la comida correctamente

➡ Debes tener en cuenta que hay que sentarse para comer.

➡ Olvídate de los pensamientos molestos o cargantes y de las emociones durante el momento de la comida; hay que concentrarse exclusivamente en comer.

➡ Dirígete a tus compañeros de mesa, bien sea familia o amigos, de una manera amable; las discusiones y las peleas en la mesa son factores perturbadores.

➡ Mastica a conciencia y saborea todo lo que comas.

➡ Bebe poco durante las comidas; antes de comer, por ejemplo una hora antes, deberás beber abundantemente.

➡ Nunca debes comer demasiado; lo mejor es escuchar a tu cuerpo y dejar que él diga exactamente la cantidad de alimento que necesita en cada momento.

➡ Las comidas que sean difíciles de masticar siempre se deberán hacer al mediodía.

Alimentos: albahaca, berros, cayena, eneldo, hinojo, jengibre, ajo, colinabo, cilantro, puerro, laurel, mejorana, nuez moscada, menta, rábano, romero, pimienta negra, aceite de soja, espinacas, germen de trigo, cebolla.

Tierra - dulce

Lo dulce tiene un efecto relajante e hidratante; estructura y regula la energía *qi*. Tiene un efecto sobre el centro del cuerpo y disuelve los bloqueos *qi* del hígado.

Siempre se pueden saborear los platos pertenecientes a este grupo ya que estos alimentos se ocupan de que se produzca un armónico flujo de energías.

Alimentos: piña, manzana, berenjena, brotes de bambú, plátano, pera, trigo sarraceno, huevos, pato, guisantes, fresas, cacahuetes, higos, ganso, gambas, judías verdes, pepino, frambuesas, mijo, pollo, patatas, queso, cerezas, col, lechuga, calabaza, cordero, lichis, maíz, caballa, mandarinas, almendras, mango, acelgas, leche, zanahorias, setas *mu-err*, soja verde, aceitunas, papaya, melocotones, ciruelas, arroz, rábanos, carne de vacuno, remolacha, azafrán, sardinas, sésamo, apio, aceite de sésamo, habas de soja, espárragos, atún, tofu, tomates, uvas, nueces, trigo, calabacín.

Madera - ácido

Este sabor supone un efecto refrescante con respecto a la intranquilidad interna y relaja el hígado y la vesícula biliar.

Alimentos: pera, fresas, trucha, frambuesas, queso, puerro, mandarina, mango, aceitunas, ciruelas, tomates, vinagre de vino.

Fuego - amargo

El sabor amargo tiene un efecto secante, antiinflamatorio y relajante. Los alimentos tienen un efecto equilibrante en el caso de sobrecargas y nerviosismo.

Alimentos: colinabo, calabaza, papaya, centeno, lechuga romana, chalota, apio, espárragos, nabo, tomate, vinagre de vino, pimienta blanca.

Agua - salado

Estos alimentos tienen un efecto mucolítico, reblandecen, hidratan y son purgantes. Demasiada sal debilita la energía de los riñones.

Alimentos: algas, agar-agar, ostras, cebada, casquería de pollo, cangrejos, marisco, mejillones, sardinas, carne de cerdo.

Plan de alimentación de siete días

En el capítulo siguiente (ver la página 105 y siguientes) queremos proponerte unos menús para toda una semana (con ingredientes equilibrados energéticamente), para los desayunos, los almuerzos y las cenas, con las que podrás hacer algo muy beneficioso para tu cuerpo.

Fíjate mucho a la hora de comprar productos que sean de estación y, si es posible, que sean frescos y ecológicos, prepara todos los platos con tranquilidad y disfruta de la comida con atención y ganas.

En general cabe decir que siempre es importante que tomes suficiente líquido. Debemos evitar comer abundantemente entre horas ya que se cargan de manera innecesaria los órganos de la digestión. Además es muy recomendable que a lo largo del día siempre tomes raciones pequeñas, de modo que todo el alimento esté digerido antes de ir a dormir.

El programa semanal de alimentos propuesto en el capítulo siguiente contiene pocos ingredientes crudos; predominantemente son cocidos y muy fáciles de digerir.

Naturalmente, cada una de las recetas o también el programa diario completo se puede cambiar o combinar según tus propios gustos; se trata exclusivamente de algunas propuestas. Por regla general las recetas están calculadas para cuatro personas.

Una alimentación equilibrada para adultos debería contener todos los días los siguientes ingredientes:

- Cereales.
- Productos de trigo (pasta).
- Mucha variedad de verdura fresca.
- Fruta fresca.
- Legumbres.
- Pocos alimentos picantes.
- Pescado y marisco.
- Algo de carne.
- Productos lácteos.

ACUPUNTURA, ACUPRESIÓN Y MASAJES CURATIVOS

Tal y como ya hemos comentado, el flujo de la energía *qi* transcurre por determinadas vías, en parte justo debajo de la piel, en ocasiones también muy profundas en el cuerpo. Todas las dolencias corporales en la MTC son consideradas como un síntoma de que el flujo de la energía *qi* está impedido o trastornado. La acupuntura, así como la acupresión y los masajes curativos, son distintos métodos de la medicina tradicional china que nos pueden servir de ayuda.

A continuación explicaremos con más detenimiento estos métodos. Tienen como ventaja que la mayoría de ellos son relativamente fáciles de aprender y uno mismo también los puede ejecutar. De todas formas se debe diferenciar entre aquellos métodos que solo pueden ser ejecutados por médicos experimentados en medicina china (como por ejemplo la acupuntura, la moxibustión y la terapia de ventosas) y aquellos que son apropiados para un autotratamiento, como por ejemplo la acupresión curativa y el automasaje.

Sobre estas dos últimas técnicas, al final del capítulo podrás encontrar ejercicios guiados para cada día de la semana. Es recomendable ampliar todos los conocimientos sobre estas técnicas realizando algún curso en consultas de MTC o incluso en la universidad.

Acupuntura

La enseñanza de los meridianos se realiza siguiendo el flujo de la energía *qi* a través de determinadas vías en el cuerpo, que en parte están situadas justo debajo de la piel y en parte transcurren muy profundamente en el organismo. La forma en la que dicha energía fluye por la red de meridianos está influida de manera constante por los movimientos y por nuestra postura corporal pero también por nuestra condición psíquica. Y naturalmente juegan asimismo un papel importante factores externos que nosotros no podemos controlar. La acupuntura es una técnica de la medicina tradicional china que apoya el flujo de *qi* y además es capaz de volver a ponerlo en movimiento cuando está bloqueado.

Acupuntura

La acupuntura sirve de ayuda en el caso de:

➡ Alergias.
➡ Enfermedades de las vías respiratorias.
➡ Trastornos hormonales.
➡ Dolencias condicionadas por el estrés.
➡ Trastornos del sueño.
➡ Enfermedades infantiles.
➡ Tinnitus.
➡ Migrañas.
➡ Determinadas enfermedades crónicas.

Peculiaridades: acupuntura en la oreja en el caso de adicciones, como por ejemplo la adicción al tabaco.

La acupuntura (del latín *acus*, 'aguja' y *pungere*, 'pinchazo') designa la técnica de colocar agujas en determinados puntos del cuerpo que, por regla general, están situados sobre los meridianos. Ya que la piel sobre los meridianos es más sensible y están más marcados los finales nerviosos, de esta manera se estimula la formación de sustancias propias del cuerpo que minimizan el dolor (morfina) y hormonas de la felicidad.

Los trescientos sesenta puntos de estímulo que, con algunas raras excepciones, están todos situados sobre los meridianos se denominan *shue xue*, cuya traducción sería algo así como 'transmitir, transportar' (*shu*) y 'hueco, profundidad' (*xue*).

Cada punto de acupuntura tiene un nombre. Por regla general se trata un punto situado en la espalda simultáneamente con el correspondiente en la zona abdominal para influir en un determinado ámbito funcional. En general podemos diferenciar entre:

- **Puntos de enlace:** en ellos confluye la red de vías de conducción con los meridianos principales.
- **Puntos de división:** se utilizan sobre todo para disolver bloqueos y estancamientos de la energía *qi*.
- **Puntos de confluencia:** aquí se puede influir de manera guiada sobre determinados tejidos y formas de energía.
- **Puntos del *Ur-qi*:** están situados en cada meridiano. Con su ayuda se puede disponer de una energía más profunda, es decir, acceder a una «reserva» de fuerzas.
- **Puntos pozo:** son los puntos más externos y superficiales del cuerpo, situados en las manos y los pies. A través de ellos se puede elevar la energía.
- **Puntos de vaciado:** en estos puntos la energía vuelve a penetrar en lo más profundo.
- **Puntos de influencia:** la energía ejerce un efecto profundo.
- **Puntos de enlace:** aquí se puede localizar por última vez el flujo de energía del meridiano.
- **Puntos de reunión:** en estos puntos se establece una conexión directa con el interior.

Los últimos cinco puntos de influencia tienen un significado especial en la enseñanza de la acupuntura. Están situados en cada meridiano principal entre las puntas de los dedos de las manos y de los pies así como el codo y la articulación de la rodilla. Para localizar el punto adecuado, el médico clasifica primero el lugar del dolor, el par meridiano que está afectado y la causa de la enfermedad. Después determina el lugar del estímulo, el tipo de estímulo y la dosis correspondiente. Lo más normal es emplear la acupuntura en caso de dolencias en el aparato locomotor así como dolores de cabeza y migrañas.

Un médico, a través de los puntos de acupuntura, puede dar diversos impulsos curativos y estimulantes, pero también calmantes y tranquilizadores. Si utiliza varias agujas, el efecto es más bien tranquilizador mientras que pocas agujas tienen un efecto fortalecedor y de activación. Además, en general cabe decir que en las enfermedades leves se lleva a cabo una penetración superficial de la aguja mientras que aquellas patologías que son más importantes requieren de más profundidad de inserción.

Por regla general en acupuntura se utilizan finas agujas hechas de oro o bien de plata. Los pinchazos son sutiles y todo el procedimiento, que normalmente dura unos treinta minutos, no es doloroso para el paciente.

Moxibustión y tratamiento de calor

Un tipo especial de acupuntura es la denominada moxibustión. Tal y como conocemos de los baños calientes o de las visitas a las saunas, el calor es muy beneficioso en gran cantidad de dolencias. En el caso de la

moxibustión se calientan determinados puntos acupun-
turales con la ayuda de un cono hecho con artemisa o bien
se utiliza la moxa, que consiste en hojas de artemisa secas y
prensadas en forma de puro. Esta moxa se mantiene aproximadamente dos minutos sobre el correspondiente punto
de acupuntura; con esta acción no solo es muy efectivo el
calor de la vara encendida, sino también influyen los aceites
esenciales que se desprenden. La artemisa tiene un efecto
general energizante. La moxibustión la mayoría de las veces
se utiliza de forma complementaria a la acupuntura.

Moxibustión

Esta técnica sobre todo es apropiada en dolencias relacionadas con el frío:

- Presión arterial baja.
- Sensación de frío.
- Bronquitis.
- Asma.
- Diarrea.
- Ánimo depresivo.
- Mareos.
- Cansancio y carencia de energía.

Acupresión

La acupresión, o masaje de puntos de presión, es una
variante de la acupuntura en la que no se utilizan agujas.
Nosotros le vamos a dar una importancia especial ya que,

a diferencia del resto de las técnicas, puede ser utilizada por uno mismo. Los puntos de acupuntura no solo se activan con agujas, sino que la persona afectada puede utilizar sus propias manos y, con ellas, armonizar el yin y el yang de su propio cuerpo de manera que la energía *qi* quede equilibrada y uno mismo pueda tratar de forma efectiva una gran serie de dolencias.

En el capítulo siguiente encontrarás instrucciones para determinadas dolencias (ver las páginas 112 y siguientes). También allí se describirán de forma precisa todos los puntos de acupresión. Básicamente es importante decir lo siguiente: tienes que dejarte guiar por lo que sientas y debes palpar alrededor del punto hasta que tengas la sensación de que la presión provoca algo en ti. Ya que los puntos meridianos son más sensibles al dolor y a la presión que el resto de la superficie del cuerpo, es bastante fácil encontrarlos.

Reglas básicas
¿Estimular o mitigar?

Para la utilización de la acupresión son válidas algunas reglas básicas. En un primer momento y de modo general hay que descubrir si el punto en cuestión debe ser estimulado o mitigado. Para ello se debe conocer si el cuadro de dolencia agudo remite ante una carencia o a un exceso de energía. Aquí la regla básica dice que las dolencias crónicas y mantenidas durante mucho tiempo (por ejemplo el caso de cansancio o sensación de debilidad) remiten la mayoría de las veces ante una carencia de energía mientras que las enfermedades agudas se mitigan con un

Puntos importantes de acupuntura

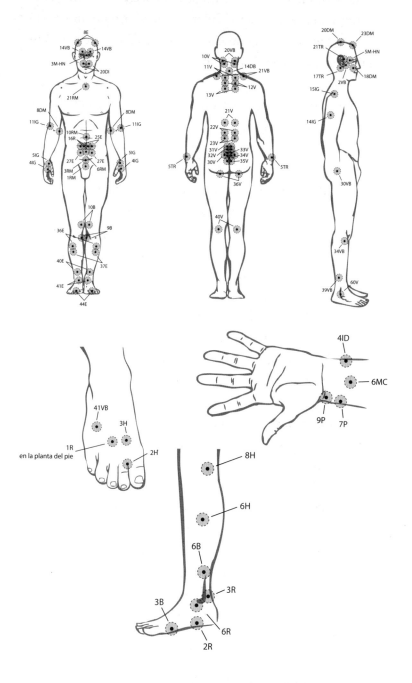

exceso de energía. En el caso de una carencia de energía se estimulan los puntos meridianos; en el caso de un exceso de energía se intenta desviar o extraer dicho exceso. Para ello son adecuadas las siguientes técnicas:

➡ Para estimular un punto se recomienda el masaje de los puntos correspondientes en el sentido de las agujas del reloj. En este caso hay que ejercer una presión media.

➡ Para mitigar es necesario hacer el masaje hacia la izquierda, realizando una presión ligera.

En la acupresión también son importantes las siguientes técnicas manuales:

➡ **Frotar:** frota ligeramente la piel con la palma de la mano o con los pulgares hasta que la zona se haya calentado algo.

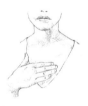

➡ **Amasar:** con los dedos o solo con los pulgares dedícate a tirar, mover o presionar la musculatura.

➡ **Presionar:** con la yema del pulgar o con varios dedos presiona simultáneamente en un punto acupuntural. Ve aumentando lentamente la presión y luego suelta también de manera lenta. Asimismo puedes presionar realizando círculos. Para ello coloca el pulgar, el índice o el dedo corazón sobre el punto correspondiente y realiza un masaje en círculo.

➥ **Golpear:** esta técnica se utiliza al final del tratamiento. Golpea ligeramente con las superficies laterales de los meñiques o bien con el puño cerrado.

En general cada punto se debe presionar de treinta a sesenta segundos. En el caso de niños pequeños o de bebés se recomienda no superar los treinta. Por el contrario, en el caso de personas de avanzada edad es muy significativo elevar la duración de la presión. Básicamente cabe decir que ninguna parte del cuerpo debe ser tratada más de un cuarto de hora. De todas formas estas son solo reglas generales y pronto te darás cuenta del tiempo de presión que es más adecuado para ti.

Crear unas buenas condiciones previas

Antes de que vayas a tratarte a ti mismo con acupresión, debes encargarte de que en tu entorno haya tranquilidad. La habitación tiene que estar bien aireada y al mismo tiempo debe ser cálida. Quítate los zapatos y lleva ropa suelta. Túmbate sobre una esterilla o en la cama o bien siéntate erguido en una silla cómoda. Se recomienda sobre todo estar tumbado en el caso de acupresión de puntos que están situados en la espalda y a los que es complicado llegar con las manos. Para tal fin coloca una pelota de tenis sobre una esterilla de yoga y realiza movimientos corporales sobre ella en el lugar en cuestión. Realiza la acupresión en todos los puntos recomendados en ambas partes del cuerpo.

Instrucción 1 – Acupresión: elevar las fuerzas
de resistencia corporales y mentales
Activar los centros de energía yin

Por nuestras piernas y manos transcurren muy cercanos y se cruzan entre sí tres meridianos yin. Si se realiza un masaje de estas zonas, el cuerpo se fortalece desde el punto de vista psíquico. Un centro energético yin se halla en la parte interna de la mano derecha y de la mano izquierda, por debajo de la muñeca. Otro centro energético yin se sitúa en la parte interna de la pierna, por encima del tobillo interior. Allí se encuentran las tres vías yin del meridiano de los riñones, el meridiano del hígado y el meridiano del bazo-páncreas.

Lo mejor es realizar el siguiente ejercicio por las mañanas, nada más despertarse:

1 Cierra el puño sin apretar demasiado y frota los centros energéticos yin en los pies y las manos con la parte media de las falanges, realizando una presión ligera hasta que notes un ligero calor (aproximadamente durante un minuto).

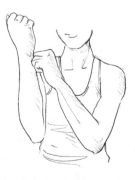

2 Realiza este masaje a diario durante varias semanas para reconstruir las fuerzas de resistencia corporales. Aplicado de forma consistente, este masaje fortalece todo el sistema inmunitario.

Activar los centros de energía yang

En la superficie del cuerpo existen también tres centros yang que podemos utilizar para activar la regulación psíquica y mental. En la mano, esta zona está situada en la prolongación del dedo meñique, tanto de la mano izquierda como de la mano derecha, justo por debajo de la muñeca. Otro centro energético yang se encuentra en el centro del pecho, en el extremo final del esternón, y recibe el nombre de «cola de paloma».

Detrás de los lóbulos de las orejas se encuentran otros dos puntos energéticos yang. Comienzan justo detrás de los lóbulos y se extienden tres dedos en horizontal hacia la inserción del pelo.

1 Realiza el masaje de los centros yang por las mañanas y por las noches, durante uno a dos minutos. Por la mañana se liberan impulsos de actividad y por la noche señales de tranquilidad.

2 Masajea los centros energéticos de las manos así como los centros yin con el puño cerrado suelto.

3 Realiza un masaje en la zona trasera de los lóbulos utilizando al mismo tiempo los dedos índice y corazón: coloca el dedo corazón directamente detrás del lóbulo y, desliza ambos dedos en horizontal hacia la inserción del pelo, realizando una presión media.

4. Realiza un masaje en círculo en el centro energéti-
co yang «cola de paloma»
con el dedo índice o bien
el dedo corazón aplicando
una presión suave.

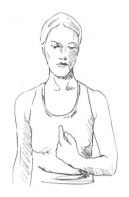

Instrucción 2 – Acupresión: armonizar el flujo energético

Los puntos de armonización adecuados para la circulación energética son los puntos iniciales y finales de
los meridianos y suponen importantes puntos de tránsito
de un meridiano a otro. Regulan el flujo energético y tienen un efecto equilibrante: cuando se estanca demasiada
energía, la desvían; cuando hay un defecto de energía, se
ocupan de que se vuelva a suministrar. Por medio de la
acupresión de estos dos puntos se mantiene un abastecimiento energético equilibrado del cuerpo y se asegura un
flujo libre y sin impedimentos de la energía vital. Ejecu-
tada de una forma regular, la acupresión de estos puntos
lleva consigo un fortalecimiento del sistema inmunitario.
En el programa que se describe más abajo, se realiza un
tratamiento de unos veinte minutos. Lo ideal sería que lo
pudieras hacer de dos a tres veces a la semana.

Los puntos de armonización en las manos se encuentran a ambos lados de las uñas. Del mismo modo,
los puntos de armonización de los pies se encuentran a
ambos lados de las uñas, con la excepción del meridiano

del hígado. Este está situado en la mitad superior de la planta del pie.

1. Presiona los puntos de las manos y de los pies, uno tras otro, durante aproximadamente un minuto, comenzando con el punto de armonización del meñique de la mano derecha. Realiza el masaje de todos los puntos hasta el pulgar y repite el mismo proceso con la mano izquierda.

2. Realiza la acupresión del punto de armonización del meridiano del hígado, en la planta del pie derecho, y a continuación en los puntos del pie derecho, desde el meñique hasta el primer dedo o dedo gordo. Repite este ejercicio a continuación con el pie izquierdo.

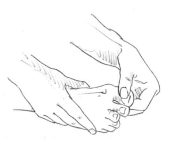

Tuina - *masaje curativo fortalecedor*

El masaje curativo es una técnica de tratamiento que se desarrolló en China al mismo tiempo que la acupresión. También este tipo de masaje se fundamenta sobre la teoría de los meridianos. El masaje curativo chino se menciona por primera vez en una obra de la teoría médica en el año 100 a. de C. El término *tuina* que se utiliza actualmente en China para este masaje curativo, se acuñó algo más tarde y hace referencia a dos técnicas manuales:

tui, que significa algo así como 'empujar', y *na*, que hace referencia a 'agarrar, amasar y pellizcar'. En contraposición a la acupresión, en el caso del masaje curativo uno no se limita exclusivamente a presionar y trabajar los puntos independientes y el área que se encuentra a su alrededor, sino que se trata todo el meridiano a base de amasar, frotar y otras formas de tratamiento.

Al igual que la acupuntura, el masaje curativo *tuina* se basa en las enseñanzas de los meridianos. El objetivo de este masaje es soltar los bloqueos, favorecer la irrigación sanguínea, reducir los dolores e incrementar las fuerzas propias del cuerpo. Esto sucede a base de estimular el reflujo de la sangre hacia el corazón y, en consecuencia, este se fortalece. También se eleva la llegada de oxígeno a todos los órganos y tejidos. Igualmente se estimulan las vías y el caudal linfático y se favorece la eliminación de los residuos corporales, siempre con el objetivo de volver a restablecer el equilibrio entre el yin y el yang.

Automasaje de apoyo

Junto con el masaje realizado por una persona especializada, también existe la posibilidad de hacerse un automasaje. Si se lleva a cabo de forma regular, algunas dolencias como la falta de sueño o las enfermedades del aparato locomotor se pueden reducir de forma considerable.

A continuación encontrarás algunos masajes para las distintas partes del cuerpo. Para ello se pueden utilizar las siguientes técnicas:

➡ **Presionar - *An*:** se presiona con la yema de los dedos o bien con las uñas (por ejemplo sobre el cuero cabelludo).

➡ **Deslizar - *Mo*:** se acaricia deslizando la eminencia tenar, los dedos o la base de la mano.

➡ **Empujar - *Tiu*:** para este masaje se utilizan uno o dos dedos, o bien la base de la mano.

➡ **Pellizcar y amasar - *Na*:** se amasa y se pellizca con los dedos o bien solo con los pulgares.

➡ **Frotar - *Rou*:** se frota con las falanges superiores de los dedos o bien con la base de la mano.

➡ **Girar - *Yao*:** por medio de unos giros se mueven las articulaciones.

Instrucción 3 – Masaje curativo para la cabeza y la cara

1 Coloca las yemas de los dedos sobre la frente. Las yemas de los índices deben coincidir con la línea en la que comienza el pelo. Presiona diez veces con las ocho yemas. Luego coloca las yemas de los dedos de cada mano a ambos lados de la cabeza, en la línea donde comienza el pelo a la altura de las sienes, y realiza un movimiento hacia delante y hacia atrás. Apoya de nuevo las cuatro yemas de los dedos de cada una de las manos sobre la frente, de modo que la yema del índice coincida con la línea en la que comienza

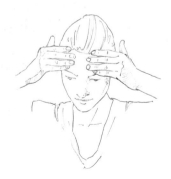

el pelo, y desliza suavemente veinte veces los dedos hacia delante y hacia atrás. Realiza lo mismo apoyando las yemas de los dedos en los laterales de la cabeza. Coloca ahora los dedos ligeramente abiertos por encima de las orejas de tal manera que los dedos meñiques se sitúen por detrás de las sienes sobre el hueso del cráneo y el resto de los dedos sigan la secuencia hacia atrás. Si ahora desplazas lateralmente los dedos unos dos o tres centímetros por encima de las orejas, notarás en esa zona una línea ligeramente hundida. Es la línea craneal... ¿La has encontrado? Coloca las yemas de los dedos algo por debajo de ella. Ahora comienza con el masaje de esta línea. Cuenta hasta veinte.

2 Coloca ahora las palmas de las manos extendidas sobre las orejas; los dedos miran hacia atrás, con lo que el dedo corazón está situado sobre la región occipital y el dedo pulgar se situará en la zona inferior del borde craneal. Realiza dos golpecitos con el pulgar sobre el borde del cráneo.

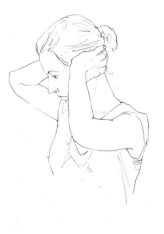

3 A continuación coloca los dedos doblados por la falange central en la zona final de las cejas y deslízalos cuarenta veces en dirección al ángulo del ojo. Comienza por las falanges proximales situadas en la 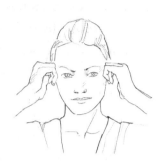 zona de la prolongación de las cejas y deslízalas en dirección al ángulo del ojo. Luego presiona cuarenta veces con dichas falanges proximales en la zona de la prolongación de la ceja y el ángulo del ojo. Acaricia suavemente diez veces con las falanges proximales las parte superior e inferior de los ojos.

4 Cierra ahora con el pulgar un agujero de la nariz y con el dedo índice presiona y suelta veinte veces el otro orificio. Cambia de pulgar y de agujero y realiza el mismo proceso veinte veces.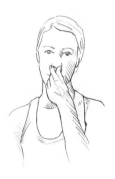

5 Coloca el dedo índice en el punto situado entre la nariz y el labio superior. Coloca el dedo índice de la otra mano entre el labio inferior y la barbilla. Frota veinte veces ambos dedos en direcciones opuestas, en horizontal, es decir, en paralelo a los labios. Lo repito de nuevo: un dedo índice está situado entre la nariz y el labio superior, el otro dedo índice entre el labio inferior y la barbilla. Desliza veinte veces en horizontal, en direcciones opuestas.

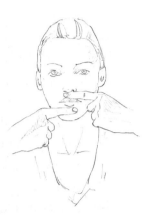

Ahora con las yemas de los dedos masajea la zona de la comisura de los labios, veinte veces y en vertical.

6 A continuación nos vamos a centrar en los ojos. Realiza un masaje con las yemas de los dedos en la zona alrededor de ambos ojos. Para ello masajea suavemente por debajo de las cejas, comenzando por el ángulo superior interno de los ojos hasta llegar al ángulo superior externo, diez

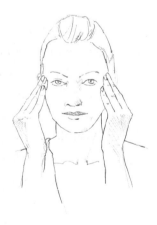

veces. Luego la línea del ojo por debajo de las cejas, comenzando por el final de la ceja, pasando por el ángulo externo del ojo hasta llegar al ángulo interno. Realiza también el masaje de esta zona suavemente y diez veces, por debajo de los ojos, comenzando por la parte externa y llegando a la zona del ángulo interior del ojo. Finalmente pasa las palmas de las manos por toda la zona del ojo, suavemente y diez veces.

¿Cómo notas toda la zona de la cabeza? Tómate tiempo para percibirlo en profundidad.

Instrucción 4 – Masaje curativo para los hombros y el cuello

1 Frota las manos entre sí hasta que estén calientes y luego pasa las yemas de los dedos veinte veces por encima de la zona del hombro izquierdo. Haz lo mismo con el otro hombro. Ahora son el hombro con la muñeca contraria y haz círculos hasta que notes que la articulación se afloja. Deja

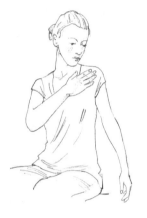

que el brazo del hombro en cuestión cuelgue relajado. Repite el mismo proceso con el otro hombro: fija el otro hombro con la muñeca opuesta y haz círculos elevando la articulación del hombro hasta que sientas que se afloja completamente. El brazo cuelga relajado.

2 Ahora nos dirigimos a la zona de la laringe. Echa ligeramente la cabeza hacia atrás y coloca el pulgar y el resto de los dedos de la mano izquierda sobre tu laringe. Masajea suavemente veinte veces de abajo arriba. Luego pasa veinte veces la mano izquierda desde la oreja derecha 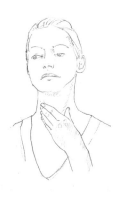 a la laringe. Realiza lo mismo con la mano derecha: veinte veces desde la oreja izquierda a la laringe.

Instrucción 5 – Masaje curativo para brazos y manos

1 Con los dedos pulgar e índice de la mano derecha presiona las yemas de los dedos de la mano izquierda: realiza la presión en el pulgar, el índice, el corazón, el anular y el meñique. Luego, con los mismos dedos pulgar e índice masajea cada dedo elevando la piel de abajo arriba, 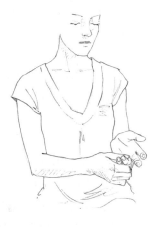 diez veces seguidas, y posteriormente acaricia diez veces de forma suave. Es el momento de empezar: eleva la piel con firmeza diez veces en el dedo pulgar, luego realiza otras diez veces un masaje suave. Luego le toca el turno al dedo índice, diez veces de forma firme y diez veces de forma suave. Posteriormente haz lo mismo con el dedo corazón, diez veces fuerte y diez veces suave; luego el dedo anular, diez veces de forma más fuerte y otras diez veces de forma suave. Para concluir realiza lo mismo con el dedo meñique, diez veces fuerte y posteriormente diez veces de forma suave.

2 Ahora vamos a cambiar de mano, y con el pulgar izquierdo y el índice izquierdo presiona las yemas de los dedos de la mano derecha: realiza la presión en el pulgar, el índice, el corazón, el anular y el meñique. Luego realiza con el pulgar y el índice un masaje en cada dedo, desplazando la piel desde abajo hacia arriba. Realiza el masaje diez veces con fuerza y luego diez veces de forma suave, en el pulgar, el índice, el corazón, el anular y el meñique. Ahora con la yema del pulgar izquierdo realiza un masaje en la palma de la mano derecha abierta y cuenta hasta veinte. Después dirígete a la zona central de la articulación de la muñeca y masajea; cuenta de nuevo hasta veinte. Presiona después veinte veces en la zona del pliegue de la muñeca.

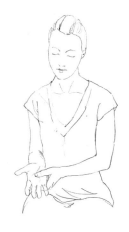

3 Agarra la mano algo por encima de la muñeca y déjala suelta, luego realiza giros con la
mano cinco veces en el sentido de las agujas del reloj: una
vez, dos veces, tres veces, cuatro veces, cinco veces. Ahora
estira el brazo y con las falanges distales frota veinte veces
la zona situada en el centro de

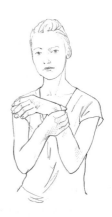

la flexión del codo, luego veinte veces la punta del
codo. Con la palma de la mano acaricia hacia abajo
suavemente la zona de flexión del codo, diez veces.
Luego flexiona y estira otras diez veces el codo.

4 Cambia de mano y realiza un masaje con la yema del
pulgar derecho en la palma de la mano izquierda;
cuenta hasta veinte. Llega posteriormente a la zona
del centro de la muñeca, realiza un masaje en esta
zona y vuelve a contar hasta veinte. Presiona después
veinte veces la zona del pliegue de la muñeca.

5 Agarra esta mano algo por encima de la muñeca y
deja que caiga suelta. Luego realiza cinco giros de
mano en el sentido de las agujas del reloj: una vez, dos
veces, tres veces, cuatro veces, cinco veces. Y luego
en el sentido contrario de las agujas del reloj: una vez,
dos veces, tres veces, cuatro veces, cinco veces. Ahora
estira el brazo y frota con las falanges distales veinte
veces el centro de la zona de flexión del codo. Luego

realiza lo mismo en la punta del codo, igualmente veinte veces. Acaricia suavemente con la palma de la mano diez veces la flexión del codo, empezando desde abajo. Después flexiona y estira el codo diez veces. Mantén sueltas ambas manos y brazos y deja igualmente sueltos los hombros.

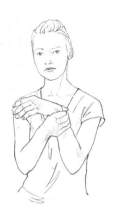

Con ello el ejercicio ha finalizado. ¿Cómo te sientes? Nótalo durante un instante.

Instrucción 6 – *Masaje curativo en la zona pélvica*

1 Coloca las yemas de los dedos, a ambos lados de la columna vertebral, a la altura de las crestas ilíacas, y realiza un masaje de la musculatura de la espalda, tan alto como llegues, veinte veces desplazándote hacia arriba.

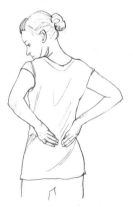

② Coloca ahora la mano izquierda sobre el ombligo y la derecha a la misma altura en la
espalda. Masajea este punto
haciendo círculos, un total de
veinte veces, diez veces en una
dirección y diez veces en la
contraria.

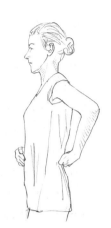

Siente ahora cómo percibes
toda esta zona.

Instrucción 7 – Masaje curativo para piernas y pies

① Con el dedo pulgar y
el índice iremos pre-
sionando cada una de
las yemas de los de-
dos de los pies. Co-
menzaremos con el
dedo meñique, luego
continuaremos con el
cuarto dedo, después

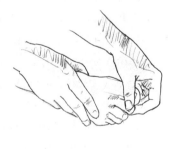

el tercero, el segundo y finalmente el dedo gordo.

② Cambia después al otro pie. Presiona con el pulgar y
el índice el dedo meñique o quinto dedo, posteriormente el cuarto, el tercero, el segundo y finaliza con
el dedo gordo.

3 Cambia de nuevo al primer pie y trabaja con los dedos pulgar e índice las articulaciones de los dedos de este pie. Comienza con el dedo gordo, realiza un masaje ligero en la falange media y en la zona de la falange proximal, luego un masaje en el cuarto dedo (falange media y falange proximal), posteriormente el tercer dedo (falange media y falange proximal), luego el siguiente dedo... realizando el masaje en la falange media y la falange proximal. Para finalizar dirígete al dedo meñique y realiza un masaje de la falange media y la proximal.

4 Cambia al otro pie. Comienza primero con el dedo gordo, masajea ligeramente la zona de la falange media y la proximal, luego continúa con el siguiente dedo (falange media y proximal), a continuación le toca el turno al tercer dedo (de nuevo falange media y zona de la falange proximal), luego el cuarto dedo... realiza el masaje de nuevo de la falange media y la proximal. Para finalizar realiza el masaje en el meñique..., masajea la falange media y la proximal.

5 Con la yema de los dedos acaricia la parte interna y externa del tobillo. Comienza con el primer pie y acaricia el tobillo externo, directamente sobre el hueso..., a continuación por debajo del tobillo..., zona entre el tendón de Aquiles y el

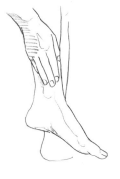

tobillo... y luego la zona central de la planta del pie...
Realiza un masaje en la zona de la planta del pie a
base de frotar y amasar ligeramente. También hay
que masajear, con suavidad, la zona de los pulpejos
o eminencias plantares, que están muy pegadas a los
dedos.

6 Ahora cambiamos al otro
pie. Para ello utilizamos
la otra mano. Realiza un
masaje en el tobillo ex-
terno, directamente en
el hueso..., a continua-
ción por debajo del tobi-
llo.., la zona entre el ta-
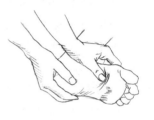
lón de Aquiles y el tobillo, luego pasa a la zona
interna... realiza un masaje por debajo del tobillo...,
la zona entre el tendón de Aquiles y el tobillo... y luego dirígete a la planta del pie. Aquí puedes permanecer un poco más de tiempo... Realiza también un
masaje de los pulpejos, en la zona de la inserción de
los dedos.

7 Vuelve a cambiar de pie.
Sujeta el pie con una
mano, de manera firme
y en la zona de la articulación. Con la otra mano
realiza diez círculos suaves con el pie. Luego
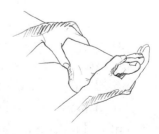

estira y flexiona cinco veces el pie. Una de las manos es la que guía, la otra se mantiene bien firme en la articulación, lo estira y lo flexiona cinco veces.

8 Realiza lo mismo con el otro pie. Una mano sujeta firmemente la articulación, la otra es la que guía. Realiza diez veces los giros con los pies, estira y flexiona cinco veces el pie.

9 Coloca ahora las manos en la parte interior de la articulación del pie y deslízalas veinte veces por la pierna.

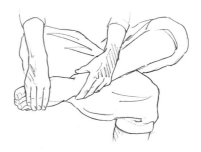

10 Masajea veinte veces, presionando y frotando con el pulgar, el índice y el corazón la zona lateral por debajo de la rótula. Puedes hacerlo con ambas piernas al mismo tiempo. Realiza por lo tanto el masaje en esta zona lateralmente, por debajo de la rótula con los dedos pulgar, índice y corazón. Cuenta hasta veinte.

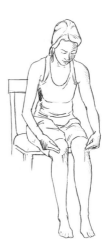

11 Presiona veinte veces los puntos situados por encima de la rótula, con ambas manos simultáneamente en ambas rodillas. Luego realiza un masaje suave durante un cierto tiempo por toda la zona de la rodilla.

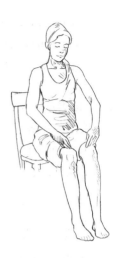

12 Para finalizar esta serie de ejercicios acaricia veinte veces y con suavidad toda la zona de las rodillas.

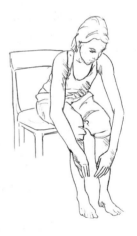

¿Cómo notas las piernas y los pies? Siente el efecto de los ejercicios durante un instante. Después de cada ejercicio de masaje tómate un cierto tiempo para percibir el calor, las pulsaciones y todo aquello que puedas sentir.

Instrucción 8 – Masaje curativo para la parte inferior de la espalda

1 Realiza un masaje en la parte externa de la musculatura del muslo hacia arriba y hacia abajo diez veces con las yemas de los dedos. Luego pasa hacia arriba y hacia abajo diez veces la eminencia tenar sobre la parte externa del muslo.

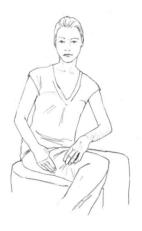

2 Coloca las yemas de los dedos de ambas manos a los dos lados de la columna vertebral, en el extremo final. Desplaza veinte veces hacia arriba y hacia abajo la piel de la zona de las crestas ilíacas. Luego acaricia veinte veces y de forma suave el hueso sacro, de abajo hacia arriba, de nuevo con ambas manos y de forma lateral a la columna.

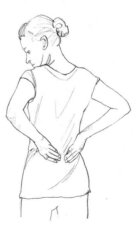

3 Repite este mismo ejercicio en la zona del coxis, es decir, algo más abajo. Al principio desplaza lateralmente la piel a ambos lados de la columna vertebral, de abajo arriba. Luego del mismo modo deslízala veinte veces.

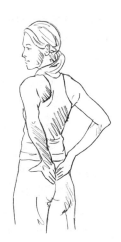

¿Cómo notas esta zona del cuerpo? Detente un momento para sentirlo.

RESPIRACIÓN Y MOVIMIENTO: *QIGONG* Y TAICHÍ

Qigong

La técnica *qigong* (también denominada *chi kung*), tal y como ya indica su nombre, va directamente unida con la magnitud de la energía *qi*, que en la MTC juega un papel tan importante. La palabra china *qi* tiene una gran cantidad de significados: podría traducirse como 'respiración', 'aire', 'gas', 'aliento', 'honor' o bien 'energía'. Como ya hemos comentado al principio, está presente para la actividad del organismo y para la vida, la energía y la fuerza. Por el contrario *gong* significa 'constancia', 'trabajo', 'práctica', 'esfuerzo', pero también 'capacidad' así como 'habilidades conseguidas con mucho esfuerzo'. Para simplificar, podríamos decir que *qigong* se designa como el 'trabajo con la energía *qi*'. Uno podría decir que los ejercicios *qigong* estimulan la producción de *qi* de una forma totalmente específica, y con ello ayudan a que los procesos de obtención de energía sean mucho más efectivos. Por lo tanto no solo apoyan a la respiración, la digestión y el aparato locomotor, sino que favorecen una sensación vital muy positiva.

En ocasiones se pregunta la diferencia entre el taichí y el *qigong*. El taichí es un sistema chino de movimiento que aquí, en Occidente, se conoce desde hace ya un cierto tiempo y está bastante extendido. Originariamente era un arte marcial, pero hoy en día predominantemente se utiliza como una forma de ejercicio saludable. El taichí incluye ejercicios con armas y con compañero, es decir, el foco de atención, a diferencia de lo que sucede con el *qigong*, no está dirigido hacia el interior, sino hacia un compañero (imaginario). Sin embargo, los ejercicios de taichí también tienen unos marcados efectos beneficiosos sobre la salud. Tal y como ya veremos posteriormente y de una forma más concreta, gracias a sus ejercicios prácticos, el taichí también favorece el flujo de la energía *qi* y las funciones corporales y ayuda a tranquilizar el espíritu.

A diferencia del taichí, en el *qigong* la salud es el objetivo primordial. Engloba un amplio espectro de antiguos ejercicios, que pueden llegar a tener tres mil años de antigüedad, con los que podemos favorecer el equilibrio y una sensación vital positiva; y todo ello realizando ejercicios que aumentan el bienestar y la relajación a la vez que nos fortalecen.

Gracias a unos movimientos que se llevan a cabo de forma muy lenta, la energía *qi* se dirige hacia determinadas direcciones. Esto sucede a través de nuestra conciencia y dirigiendo nuestra atención de una forma muy determinada. Ya que precisa de un cierto entrenamiento, puede ser muy significativo que al principio se realice a diario para poder aprender perfectamente la secuencia de los movimientos. Una vez que todos estos movimientos se hayan interiorizado perfectamente, nos podemos concentrar en percibirlos, focalizando la atención en la respiración y la energía *qi*. Esta combinación de movimientos acompañados de una atención focalizada es muy fácil de aprender y hace que el *qigong* sea una terapia muy efectiva.

A pesar de la gran variedad de distintos métodos de ejercicio, básicamente se diferencia entre dos tipos de *qigong*:

- El **qigong estático**, en el que la respiración supone el punto central, se puede realizar tanto sentado como de pie o tumbado. Los movimientos tranquilos favorecen una percepción mucho más intensa del movimiento interior.
- En el caso del **qigong en movimiento**, a través de movimientos fluidos y suaves los pensamientos y las sensaciones, la energía *qi* y la fuerza corporal entran en armonía.

Dantians - *los centros de energía*

Algo importante en el *qigong* son los *dantians*. Bajo este término se engloban tres centros corporales en los que se almacena la energía y sobre los que recae toda la atención en el *qigong*. Si se estimulan se mejora la transmisión de *qi* y las funciones del sistema sanguíneo.

➥ El **dantian medio** está situado por debajo del ombligo, en la zona abdominal. Aquí tienen su origen tres importantes meridianos: el vaso concepción, que es el responsable del control del yin en el cuerpo; el vaso conductor, que controla el yang, y por último el *Chong Mai*, el mar de la sangre. Tiene influencia sobre el bazo y el estómago; además, a través de él se puede regular la capacidad de concentración.

➥ El **dantian inferior** se asienta en el punto de unificación del yin, sobre el meridiano vaso concepción, en la línea que hay entre el ano y los genitales, y sobre el meridiano del riñón, en el tercio anterior de la planta del pie. Si se estimula el *dantian* inferior, se activan el corazón y los riñones, y se promueve la estabilidad interna y la tranquilidad.

➥ El **dantian superior** está situado en el punto entre las cejas. A través de él se puede influir en la mente. Su efecto positivo, en cualquier caso, solo se muestra cuando están equilibradas las energías en el *dantian* medio y el inferior.

Efectos del *qigong*

De un modo muy resumido, se podría decir que el *qigong*, en la vida diaria, sirve para fortalecer el cuerpo y la mente, pero también supone una gran ayuda en el tratamiento de enfermedades crónicas.

Como método holístico, el *qigong* fortalece tanto de forma interna como externa: notarás que estás más tranquilo y concentrado y al mismo tiempo te sentirás ligero y dinámico. La mente se concentra, los tendones y los huesos se fortalecen y la piel está mucho mejor irrigada. Además se favorecen las funciones cerebrales, el corazón y el sistema circulatorio así como la digestión. También ha quedado demostrado científicamente el efecto fortalecedor del *qigong* sobre el sistema inmunitario, siempre que se practique con regularidad. El cuerpo se regenera de manera mucho más rápida, y cada uno de los sistemas de órganos se estabiliza y armoniza.

Así puedes practicar de forma correcta - algunas directrices

➥ De modo semejante a cuando meditamos, la mente tiene que estar tranquila. Intenta permanecer en el momento presente y mantén un vacío interior. Esto se consigue a base de concentrarse en la respiración. Ten en cuenta que al inspirar el abdomen se eleve y al espirar vuelva a descender.

➥ Intenta respirar de una forma natural, inspirando por la nariz y soltando el aire por la boca. La respiración debe ser lenta, profunda, suave y equilibrada.

➥ Intenta estar sereno, tanto tú mismo como tu entorno, observando todo de manera optimista y benévola. Es importante que tu actitud mental quede reflejada de forma externa en tu postura corporal.

➥ Piensa que la mayoría de las secuencias de movimiento en el *qigong* debe ser fluidas, circulares y lentas. Tenlo muy en cuenta a la hora de practicar.

➥ Lo ideal para realizar los ejercicios es que te encuentres en un entorno tranquilo situado en el exterior. Si fuera hace demasiado frío, también puedes practicar el *qigong* dentro de casa, en una habitación tranquila.

➥ La frecuencia y la duración en la que vayas a realizar los ejercicios dependen exclusivamente de tus necesidades. Lo recomendable sería realizar los ejercicios a diario al menos durante treinta minutos, lo mejor es hacerlo nada más levantarse.

Ejercicios qigong

En el capítulo siguiente (ver la página 105 y siguientes) se propondrán ejercicios adecuados para principiantes sin demasiada experiencia. En general el *qigong* ofrece una amplia gama de diferentes ejercicios breves y sencillos, pero también otros muchos que son largos y complicados. Se pueden encontrar ejecuciones suaves y lentas así como otras fuertes y rápidas. Sin embargo, todos los ejercicios sirven para la prevención de determinadas dolencias así como el mantenimiento de la salud y el fortalecimiento de determinadas partes corporales, tal y como iremos matizando de forma escueta en cada uno de ellos.

Postura básica

Para todos los ejercicios es válida la siguiente postura básica (es muy semejante a la postura que se utiliza en tai-chí, tal y como podremos ver más adelante).

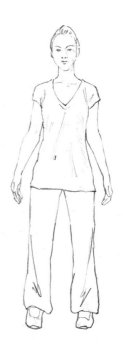

1 Colócate de pie, relajado, con las piernas abiertas al ancho de los hombros. Tu cuerpo está tranquilo, los hombros y los codos relajados, todo el cuerpo permanece erguido. Mantén la cabeza recta y flexiona ligeramente los dedos.

2 Te encuentras totalmente tranquilo, deja que la paz entre en tu mente y en tu corazón. Cierra los ojos y concéntrate en ti mismo y en la tranquilidad que se instaura en tu persona. Este estado de profunda contemplación es una postura perfecta para comenzar.

3 Concéntrate en el *dantian* medio, por debajo del ombligo, desde donde fluye la energía *qi* hacia un punto (Shanzhong) situado en una línea imaginaria que une los pezones. A partir de ahí fluye hacia el punto de acupuntura *laodong*, situado en el centro de la palma de la mano.

Taichí

Los efectos positivos del taichí son elogiados desde hace ya mucho tiempo: la paz mental de un sabio, la robustez corporal de un leñador y la flexibilidad de un bebé; esto es algo que conseguirán todos aquellos que practiquen de forma regular el taichí. Entre los chinos, estos ejercicios curativos, que también se conocen bajo el nombre de «boxeo de las sombras», son populares desde hace siglos.

Existen muchas leyendas sobre los orígenes de los ejercicios curativos del taichí. Supuestamente provienen del taoísmo. El *taichi chuan* es un arte marcial enfocada hacia el interior. Se entrena exclusivamente en la autodefensa; se espera con tranquilidad el ataque del adversario y se sabe de forma intuitiva cuándo es el momento adecuado para poder actuar. El significado del taichí en la medicina deportiva y en los ámbitos de la psicología y de la filosofía ha aumentado considerablemente en los últimos años.

Los chinos estaban convencidos de que cualquier enfermedad se puede eliminar si el centro energético está tan desarrollado que una potente energía *qi* puede fluir sin obstáculos dentro del cuerpo.

El taichí ayuda a impedir bloqueos e interrupciones de la energía y armoniza su flujo. Por este motivo todos los ejercicios están diseñados de tal manera que por medio de una técnica de respiración aplicada durante todo el ejercicio se estimula la energía *qi*, que va reemplazando a una energía debilitada; además se desbloquean las obstrucciones de los meridianos.

Al mismo tiempo los ejercicios curativos estimulan el centro energético *Tan tien*, que está situado aproximadamente tres dedos por debajo del ombligo. Se puede comparar con una batería que se va cargando a base de hacer ejercicios. El entrenamiento regular fortalece los músculos, los tendones, los huesos y las articulaciones y por lo tanto se garantizan la movilidad y la flexibilidad.

Además, el taichí tiene gran cantidad de efectos positivos: ayuda a encontrar la paz y el equilibrio. Del mismo modo, estos ejercicios tienen un efecto estabilizador y de alivio en las dolencias de espalda y los daños en los discos intervertebrales.

Los ejercicios fortalecen asimismo el sentido del equilibrio, el sistema inmunitario, el corazón y el sistema circulatorio así como la digestión. Reducen la presión sanguínea y ayudan en caso de estados de ansiedad y depresión, aminoran los efectos del estrés y hacen que estemos más tranquilos y estables.

También el taichí se basa en las enseñanzas del yin y el yang. Así, cada movimiento tiene su opuesto. A una subida le sucede una bajada, a un movimiento hacia delante le sucede uno hacia atrás, un movimiento de cierre va seguido de uno de apertura, se reúne energía para luego desprenderse de ella.

Los ejercicios de taichí son ejercicios realizados a cámara lenta. Puesto que se llevan a cabo de forma pausada y equilibrada, son adecuados para personas de cualquier edad. El clásico *taichi chuan* está compuesto de veinticuatro ejercicios. Precisa de práctica y experiencia y se efectúa de forma relajada e intuitiva. Al principio conviene tener un maestro que nos enseñe cómo hacer los movimientos de forma correcta y nos ayude a realizar una respiración adecuada y a mantener la concentración. También al principio puede ser muy beneficioso realizar un entrenamiento en grupo. Quien domine perfectamente todos los ejercicios podrá comprobar que una práctica de veinte minutos al día eleva considerablemente el bienestar.

Así puedes practicar de forma correcta - algunas directrices

➥ Estás colocado de pie, con las rodillas ligeramente flexionadas.

➥ Los ejercicios son circulares, lentos, fluidos y a una velocidad constante.

➥ Todo el peso del cuerpo debe ir hacia abajo.

➥ De modo semejante a cuando meditamos, la mente tiene que estar tranquila.

➥ Todas las partes del cuerpo se tratan como una unidad: si una parte entra en movimiento, lo hace todo el cuerpo. Si una parte está tranquila, todo el cuerpo permanece en tranquilidad.

➥ Los movimientos tienen su origen en los pies, se dirigen hacia las caderas y tienen efecto sobre los dedos.

➥ El cambio entre el yin y el yang debe producirse de forma totalmente consciente.

➥ Los movimientos están unidos a una respiración profunda. La inspiración se realiza con movimientos de cierre; la espiración con movimientos de apertura.

➥ Se inspira y se espira por la nariz.

MEDITACIONES Y EJERCICIOS DE RELAJACIÓN

Junto a otros métodos curativos, también las meditaciones suponen un camino para conseguir ir más despierto por la vida y apoyar el equilibrio de los cinco elementos.

Si te dejas acompañar por las meditaciones y por los ejercicios de conciencia plena que se presentan en el capítulo siguiente (ver la página 105 y siguientes), poco a poco estarás más relajado y reaccionarás de forma mucho más tranquila ante las situaciones complicadas de la vida diaria. Tu capacidad de concentración se elevará, estarás más atento y percibirás rápidamente todo aquello que te hace bien.

Fortalecimiento de los cinco elementos a través de la meditación

Wu xing significa 'los cinco elementos'. Al principio de este libro ya se comentó que los cinco elementos, así como las fases de transformación, son la expresión de procesos y pensamientos cíclicos dentro de la filosofía china. La madera, el fuego, la tierra, el metal y el agua: cada uno de estos elementos se corresponde con una fase en el proceso de transformación (nacer, crecer y morir). La meditación de los cinco elementos sigue este ciclo a través de cinco ejercicios:

➡ Yo soy.
➡ Yo me convierto.
➡ Yo me desarrollo.
➡ Yo pertenezco.
➡ Yo suelto.

Si quieres realizar una relajación que al mismo tiempo te llene de energía y vitalidad, los cinco elementos te ayudarán a reencontrarte contigo mismo y a unirte con las fuerzas de la naturaleza.

Puedes encontrar estas meditaciones de los cinco elementos también en el CD del mismo nombre que ha publicado la editorial Mankau. En caso de que quieras trabajar con este libro, lo mejor es que lo hagas por parejas y dejes que otra persona lea los textos en voz alta.

Lo aconsejable sería realizar todos estos ejercicios por las mañanas nada más levantarte o en cualquier otro momento del día en el que tengas tranquilidad y tiempo para ti mismo. La mañana tiene la ventaja de que el cuerpo, el alma y el espíritu, después de la pausa nocturna, están totalmente frescos y con estas meditaciones puedes fortalecerte para todo el día. Lo mejor es realizar las meditaciones tumbado sobre una esterilla.

mTC para cada día: programa diario para sentirse bien y sanar

Ya hemos visto que la medicina tradicional china considera al ser humano de una forma totalmente holística y que utiliza muy diversos medios para conseguir unas rápidas recuperaciones, pero también para el mantenimiento de la salud. La combinación entre alimentación, medicamentos, procedimientos curativos y técnicas de relajación y movimiento alivia las dolencias y ayuda a que tengas un completo bienestar.

En las siguientes páginas encontrarás un programa de siete días equilibrado y muy variado con recetas sencillas, medicamentos y acupresión que te ayudarán a combatir tus dolencias diarias y también distintos ejercicios de tai-chí y *qigong* así como una meditación para cada día.

Desayuno

➡ Como bebidas matutinas se recomiendan los zumos de frutas, zumo de tomate o té verde.

➡ Muesli con diversos frutos de estación y nueces picadas.

➡ Pan blanco o integral con mermeladas de frutas, miel o algo de queso.

➡ Crema caliente de habas de soja (habas de soja cocidas en un poco de agua y batidas).

➡ Aun cuando es poco habitual en Occidente, también se puede utilizar una alternativa que es muy sana y ligera de digerir, una sopa de pollo y arroz. Puedes preparar una gran cantidad de esta sopa y así tenerla para toda la semana. Aquí tienes la receta:

Ingredientes

1 pollo

1 pizca de sal

1 manojo de hierbas aromáticas

4 dientes de ajo

1 cucharadita de jengibre picado

250 g de arroz

Cebollino picado

1. En una cazuela lleva a ebullición dos litros de agua con una pizca de sal, añade el pollo, el manojo de hierbas, los dientes de ajo pelados y troceados y el jengibre, y deja cocer a fuego lento y sin tapar durante una hora y media.

2. Cuela el caldo y déjalo enfriar. Desgrásalo.

3. Cuece el arroz en agua salada, luego incorpóralo al caldo y esparce por encima algo de cebollino picado.

Día 1

Desayuno
Una taza de sopa de pollo con arroz.

Almuerzo
Pollo con jengibre y puerro.

Ingredientes

1 pollo

2 cebolletas

3 rodajas de jengibre fresco

1 cucharada de sal

1 cucharadita de cinco especias en polvo

1 cucharada de vino de arroz

½ taza de puerro cortado en tiras

⅓ de taza de jengibre fresco cortado en tiras

2 cucharadas de aceite de sésamo

Preparación

1. Golpea las tiras de puerro y las rodajas de jengibre para que queden planas. En un recipiente pequeño mezcla la sal con las cinco especias en polvo y el vino de arroz.

2. Lava el pollo, sécalo bien con papel de cocina, rebózalo con la mezcla de especias antes preparada, colócalo en una fuente y déjalo macerar durante media hora.
3. Introduce en una olla el pollo, el puerro y las rodajas de jengibre. Añade un poco de agua y deja cocinar a fuego lento durante unos cincuenta minutos.
4. Deja enfriar el pollo unos diez minutos y córtalo en trozos del tamaño de un bocado. Aderézalo con las cebolletas y las tiras de jengibre y riégale por encima un poco de aceite de sésamo caliente.

Cena

Sartenada de hinojo y zanahorias.

Ingredientes

2 bulbos de hinojo	1 cebolla
4 zanahorias	1 diente de ajo
1 cucharada de	Sal marina
mantequilla sin sal	1 cucharada de zumo de
Pimienta recién molida	limón
4 granos de pimienta de	1 manojo de perejil
Jamaica	Albahaca fresca

Preparación

1. Parte el hinojo por la mitad (no hay que retirar el troncho); lávalo bien y córtalo en tiras finas. Lava las zanahorias y rállalas finas o bien córtalas en bastones.
2. Calienta una gran cazuela con tapa a fuego medio e incorpora la mantequilla y la verdura cortada en trozos

pequeños. Adereza con la pimienta recién molida y añade los granos de pimienta de Jamaica.

3. Pela la cebolla y el diente de ajo, córtalos en dados pequeños e incorpóralos a la verdura. Rehoga durante unos diez minutos removiendo de vez en cuando.

4. Adereza este plato de hinojo y zanahorias con sal marina y zumo de limón. Lava el perejil, retira las hojitas del tallo, córtalo en trozos pequeños e incorpóralo todo a la verdura. Para finalizar decora con las hojas de albahaca previamente lavadas.

Para un sistema respiratorio saludable

Todo el sistema respiratorio, con sus vías superiores y la nariz, pertenecen en la MTC al pulmón (órgano *zang*), que se ve apoyado en sus funciones por el corazón, el bazo y los riñones y se genera entre ellos un efecto de interacción. Nosotros obtenemos la energía *qi* a través de la respiración, por el aire, y los pulmones distribuyen dicha energía a todas las partes del cuerpo. Cuando el *qi* de los pulmones se ve sometido a una gran exigencia por un sobreesfuerzo o por el estrés, entonces la función inmunitaria se resiente. En el caso de condiciones climáticas poco favorables, los factores que desencadenan una enfermedad, como podrían ser el viento, el frío y el calor extremo, penetran fácilmente a través de las mucosas de la nariz, la faringe o la boca. Por ese motivo la energía *qi* de los pulmones se bloquea, lo que provoca problemas en las vías respiratorias superiores.

Las siguientes aplicaciones son apropiadas para prevenir las diversas dolencias de las vías respiratorias y ayudan en el caso de que ya existan.

Medicamentos chinos: recetas, hierbas curativas y plantas curativas

Cocción de hinojo y ginseng

Cuece cinco gramos de hinojo seco y dos gramos de ginseng durante cinco minutos en un cuarto de litro de agua. Bebe esta cocción varias veces al día, si es posible caliente y dando tragos muy pequeños.

Infusión de naranja, almendra y jengibre

Corta en trocitos pequeños la cáscara fresca de una naranja, trocea unas almendras al mismo tamaño y diez gramos de jengibre cortado pequeño; echa por encima un cuarto de litro de agua hirviendo y deja reposar diez minutos. Esta infusión es muy beneficiosa en caso de bronquitis crónicas y tos provocada por los enfriamientos.

Zumos cítricos

Bebe zumos recién exprimidos de limón, pomelo y naranja diluidos con la misma cantidad de agua, a pequeños sorbos. El zumo fresco de cítricos enfría el cuerpo y disuelve las mucosidades.

Col china

La col china, en todas sus variedades, es muy efectiva en caso de fiebre ya que contiene gran cantidad de agua.

Cocción de jengibre y vinagre

Mezcla un cuarto de litro de vinagre de frutas con medio litro de agua. Incorpora algunas rodajas de jengibre fresco. Lleva a ebullición y deja cocer esta mezcla durante diez minutos. Déjala enfriar. Endúlzala con miel y bébetela a lo largo de todo el día. Esta cocción favorece en caso de mucosidades y ayuda a que el cuerpo se libere de bacterias y virus.

Zumo de verduras

Mezcla zumo de zanahorias, de apio, de perejil y de espinacas (puedes exprimirlo todo junto en la licuadora) y bébetelo a pequeños tragos a lo largo del día, de medio a un litro de zumo. Esta mezcla ayuda a desintoxicar el cuerpo.

Infusión de naranja y menta

Corta una cáscara fresca de naranja ecológica en trozos pequeños, corta también la menta en trozos pequeños y mézclalas bien. Riega con un cuarto de litro de agua hirviendo y deja reposar durante diez minutos. Cuélala y bébetela a lo largo del día a pequeños sorbos.

Puré de plátano

Cuece un vaso de agua y cien gramos de miel durante diez minutos. Pela cuatrocientos gramos de plátanos maduros, aplástalos con un tenedor e incorpóralos. Echa por encima medio litro de leche y dejar cocer toda la pasta durante unos diez minutos, removiendo de vez en cuando. En caso de tos aguda come algunas cucharadas de esta pasta templada.

Té verde con aceitunas

Mezcla tres aceitunas y dos cucharaditas de té verde y cuece la mezcla en medio litro de agua durante unos quince minutos. En caso de amigdalitis sumerge un paño de lino o de lana en esta cocción, escúrrelo y colócatelo en la garganta. Enrolla alrededor del cuello una bufanda de lana caliente. Déjalo actuar durante media hora.

Acupresión y masaje curativo

A continuación obtendrás algunas propuestas de cómo, a través del tratamiento de determinados puntos, puedes aliviar las dolencias del sistema respiratorio. Los puntos de estímulo independientes no solo llevan una cifra y unos números, sino que también tienen su nombre correspondiente. Aquí aparecerán dichos nombres después de la abreviatura formada por letras y cifras.

En cuanto a las técnicas de la acupresión, al principio tendrás que elegir, entre las cuatro técnicas mostradas (frotar, pellizcar, presionar, golpear), aquellas que te vayan mejor y con las que te encuentres más cómodo. Para ello lo mejor es que te dediques a probar las diversas técnicas.

De modo general debes tratar cada uno de los puntos durante un minuto. En el caso de personas de mayor edad se recomienda una duración algo más larga. De todas formas, ninguna parte del cuerpo deberá ser tratada más de un cuarto de hora y el tratamiento completo de acupresión nunca debería sobrepasar la media hora. Con un poco de experiencia rápidamente empezarás a sentir los tiempos que te van mejor.

Para el **asma bronquial** se recomienda el tratamiento de los siguientes puntos (ver la página 69):

➥ 12 V – *Feng Men* o la puerta del viento: entre la segunda y la tercera vértebras dorsales, hacia la derecha, junto a la columna vertebral.

➥ 21 RM – *Xuan Ji* o perla de estrella: por encima del esternón.

➥ 9 P – *Tai Yuan* o el abismo supremo: al final del radio, en el pliegue de la muñeca.

Para combatir el **resfriado** se recomienda el tratamiento de los siguientes puntos (ver la página 69):

➥ 7 P – *Lie Que* o fisura y ruptura: junto a la apófisis estiloides del radio, es decir, junto a la prominencia que encontramos en la muñeca en el lado del dedo pulgar.

➥ 20 DI – *Ying Xian* o recepción de los olores: en el surco entre el ala de la nariz y el labio.

➥ El siguiente masaje también es muy beneficioso para los resfriados: presiona el punto que se encuentra en la línea central de la frente, algo por detrás de la inserción del pelo, exactamente en la prolongación del puente de la nariz. Masajea este punto con fuerza durante treinta segundos.

En caso de **bronquitis, fiebre, amigdalitis, faringitis y tos** se recomienda el tratamiento de los siguientes puntos (ver la página 69):

➥ 14 IG – *He Gu* o valle de unión: en el extremo del pliegue del pulgar, entre los dedos índice y pulgar.

➥ 11 IG – *Qu Chi* o estanque sinuoso: al final de la línea del pliegue de flexión del codo, cuando la articulación se encuentra flexionada en ángulo recto.

➥ 20 VB – *Feng Chi* o estanque del viento: inserción de los músculos del cuello, debajo del hueso occipital.

➥ 14 DM – *Da Zhui* o gran vértebra: zona situada entre la séptima vértebra cervical y la primera vértebra dorsal.

Qigong

El siguiente ejercicio es muy útil cuando se tiene asma, además de disnea, falta de memoria y concentración, palpitaciones e insomnio. Realízalo con una apertura y un cierre todos los días después de levantarte, delante de la ventana abierta o bien en el balcón, de tres a cinco veces.

➥ **Primer paso:** concéntrate en el punto *Laodong*, situado en el centro la palma de la mano. Inspira y espira de forma relajada, con respiraciones profundas y largas.

➥ **Segundo paso:** colócate de pie y erguido. Las piernas están abiertas al ancho de los hombros. Flexiona los brazos y gira las palmas de las manos en dirección al pecho. Luego estira los brazos lentamente hacia fuera. Simultáneamente las palmas de las manos giran hacia delante con una larga inspiración profunda, de manera que la caja torácica se expanda por completo.

➡ **Tercer paso:** acerca ambos brazos de forma paralela, delante del pecho. Las palmas de las manos primero miran hacia delante, a continuación se enfrentan y luego giran hacia abajo. Flexiona las rodillas hasta casi estar de cuclillas al mismo tiempo que espiras de forma profunda y lenta.

Ejercicio *qigong*: para el cuerpo, la mente y el alma

Este ejercicio sirve para regular las funciones cerebrales y de otros órganos, para que la paz se instaure en la mente, para conseguir que las articulaciones sean más flexibles y prevenir todas aquellas enfermedades que nos acechan.

➡ **Primer paso:** colócate de pie relajado y concéntrate de nuevo en los dos puntos de acupuntura situados en el centro de las manos. Luego eleva ambos brazos de forma lenta, en horizontal, al tiempo que colocas las dos manos mirando hacia abajo. Mientras tanto, inspira lenta y profundamente a través de la nariz; tus pensamientos siempre están en los puntos situados en las palmas de las manos. Permanece inmóvil en esa postura, con los brazos elevados.

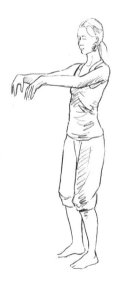

➥ **Segundo paso:** luego flexiona poco a poco y lentamente las rodillas. La rótula nunca debe sobrepasar las puntas de los dedos de los pies. Durante este proceso debes respirar lenta y tranquilamente a través de la nariz.

Lleva a cabo este ejercicio de tres a cinco veces seguidas.

Ejercicio taichí: postura de pie zen

Este ejercicio es un básico que sirve para la contemplación, la concentración y sobre todo la relajación. Posee un enorme valor para la salud y es considerado como uno de los mejores ejercicios para desarrollar la energía *qi*, imprescindible para la vida.

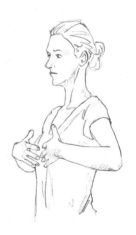

1 Los pies se encuentran en paralelo, cómodos, abiertos al ancho de los hombros. Las puntas de los pies están algo abiertas hacia los laterales y todo el peso del cuerpo se sitúa sobre la parte anterior (no hay que elevar los talones).

2 Las rodillas están un poco flexionadas y ligeramente hacia dentro. La espalda se halla totalmente recta.

3 Eleva un poco los brazos y, con los brazos y las manos, forma un círculo por debajo de la altura de los hombros.

④ Las muñecas se encuentran relajadas. Las yemas de los dedos están enfrentadas entre sí. La distancia entre las yemas de los dedos es de aproximadamente diez centímetros.

⑤ El cuerpo está relajado. La respiración es larga y profunda. El cuerpo y la mente están tranquilos.

⑥ Al comienzo permanece en esta postura de cinco a diez minutos.

Meditación: fortalecimiento del elemento madera

La madera se corresponde con el color verde y la creatividad. Fortalece la constancia corporal y mental. Una persona madera es creativa, aventurera, dinámica y joven en todos los aspectos. El año de nacimiento de una persona madera finaliza siempre en cuatro o cinco. Su mejor momento del día es antes de comer. Los órganos relacionados son el hígado y la vesícula biliar.

Túmbate de espaldas en el suelo, relajado, cierra los ojos. Frota las palmas de las manos hasta que estén calientes y cargadas de energía... Frota las manos hasta que estén calientes y cargadas de energía... Coloca ahora la mano izquierda sobre el hígado, por debajo del arco de las costillas, luego coloca la mano derecha encima. Deja así las manos hasta que te encuentres cómodo en esta postura. Continúa con los ojos cerrados e inspira y espira tranquila y profundamente, siguiendo tu propio ritmo de respiración. Lleva toda tu atención a tu respiración. Tu respiración va y viene a tu propio ritmo. Inspira y espira..., el aire entra y sale... Nota cómo al inspirar tu estómago se eleva y cómo se vuelve a aplanar al espirar... Con cada inspiración la energía fluye dentro de ti, con cada espiración lo viejo y usado abandona tu cuerpo... La respiración entra en tu cuerpo y fluye por él a través de las manos. El aire entra por la nariz, la tráquea, los pulmones, y continúa por el abdomen, luego los brazos y finalmente llega a las manos. Imagínate que en la siguiente inspiración la energía que fluye tiene una tonalidad verde fresca. Un color verde fresco, vivo y lleno de fuerza, como el vestido de hojas de un árbol durante la primavera. Inspira esta energía de un fresco y fuerte color verde, con cada respiración un poco más. La energía *qi* fluye a través de las manos en dirección al hígado y a la vesícula biliar. Al mismo tiempo este verde fuerte y fresco va desde el pecho y la cavidad abdominal al hígado y a la vesícula biliar. Tu hígado y tu vesícula se llenan cada vez más con el color de la primavera. Inspira, el abdomen se eleva; espira, el abdomen desciende... Tal y como una ráfaga de viento mueve las fuertes y verdes hojas jóvenes de un árbol y las revitaliza, así es como un viento fresco y vivo pasa por el hígado y la vesícula. Imagínate ahora que estás en primavera delante de una enorme haya que hace pocos días ha desplegado sus hojas expandiendo su frescor. Absorbe esta vista con los ojos y con cada respiración. Con cada segundo de esta visión, a través de los ojos te haces con esa fuerza verde y viva; inspira un aire fresco y vivo, pleno de oxígeno, y llena así tu hígado y tu vesícula biliar. Este verde fresco y vivo fluye a través de tus ojos y el aire penetra en ti. Los ojos se fortalecen por este color, el hígado y la vesícula biliar se refrescan. Dirige tu mirada a la lejanía, al horizonte..., de tal manera que también lo haga tu mente... Un golpe de viento mueve las hojas de ese impresionante árbol y notas el movimiento del aire en cada célula de tu cuerpo. Poco a poco todo tu cuerpo se va llenando de esta *qi*-madera verde y fuerte. ¿Te gustaría que el viento azotara con algo más de fuerza todo tu cuerpo? Entonces permite que el potente viento sople en tus células y tu mente. Si quieres que sea un suave soplo, entonces nota cómo te atraviesa, con suavidad. La energía *qi* verde, fresca y potente fluye por ti, llena tus ojos, las pupilas, el globo ocular, cada vaso sanguíneo de estos órganos se llena de esta luz verde y fresca. Tus ojos y tu mente están relajados mirando al lejano horizonte, tu hígado y tu vesícula están plenos de fresca energía *qi* de primavera y cada célula se alegra de la recepción de este color verde, vivo y fuerte. Así todo tu cuerpo, a través de los ojos, el hígado y la vesícula biliar se llena de *qi* fresca, verde y viva, que llega hasta la última célula, y el elemento madera de tu cuerpo está fortalecido al máximo. Para finalizar agradece al árbol y a su abrigo verde de primavera toda la fuerza, frescura y vida que te han aportado. Agradece al horizonte esa mirada lejana y al viento por haber soplado, y dirige de nuevo toda tu atención a la respiración. Inspira y espira, inspira y espira (todo fluye a su ritmo) y prepárate para que tu atención regrese a la vida diaria, al momento presente.

Respira un par de veces más de forma muy profunda y estira las piernas, los brazos y los dedos, abre los ojos. ¡La meditación ha finalizado! ¡Y ahora toda tu atención está centrada en el presente! Deja las manos a los lados y siente. ¿Cómo te encuentras?

Día 2

Desayuno
Muesli de harina de escanda con cerezas amargas.

Ingredientes

200 g de harina de escanda
1 cucharada de mantequilla
Sal y pimienta
600 ml de agua

1 vaso de cerezas amargas
1 pizca de pimentón (aprox. 450 ml)
Sirope de arce o miel
2 yemas de huevo

Preparación

1. Echa la harina en una cazuela, caliéntala a fuego medio y tuéstala unos diez minutos. Tienes que estar removiendo constantemente. Incorpora la mantequilla y la pimienta, al gusto. Añade el agua y deja cocer tapado unos quince minutos.

2. Deja reposar cinco minutos y añade una pizca de sal. Distribuye por encima las cerezas amargas escurridas.

3. Añade un poco de pimentón e incorpora y mezcla con mucho cuidado las dos yemas de huevo. Añade el sirope de arce o la miel al gusto y sirve.

Almuerzo
Carne de vaca con salsa agridulce.

Ingredientes

300 g de carne de vaca

2 cucharadas de aceite de soja

1 – 2 cucharadas de almidón de maíz	2 cucharadas de salsa de soja
1 cucharada de vino de arroz	1 cucharada de vinagre de arroz
Pimienta	1 cucharadita de azúcar
5 cucharadas de caldo de pollo	1 cucharada de cebolla, cortada fina
1 cucharada de salsa de alubias negras	1 cucharadita de jengibre, picado fino

Preparación

1. Corta la carne en tiras muy delgadas, de aproximadamente cinco centímetros de largo, y rebózalas en el almidón de maíz.
2. Mezcla el resto de los ingredientes, excepto el aceite de soja, en una cazuela.
3. Calienta en una sartén el aceite de soja y sofríe allí la carne. Tapa y deja cocinar a fuego lento unos diez minutos.
4. Añade la salsa y deja que se evapore un poco para que espese. Sirve caliente.

Cena

Sopa de patata y zanahoria.

Ingredientes

2 litros de caldo de verdura	8 zanahorias grandes
1 puerro	2 cebollas grandes
1 cucharadita de pimentón	1 diente de ajo
8 patatas grandes	1 hoja de laurel

10 granos de pimienta
negra
2 ramilletes de cebollino

Sal marina
4 cucharadas de nata ácida
o *crème fraîche*

Preparación

1. Echa los dos litros de caldo en una cazuela grande. Parte el puerro por la mitad, lávalo y córtalo en medios anillos, incorpóralos al caldo de verduras y llévalo todo a ebullición. Añade el pimentón.
2. Lava las patatas y las zanahorias, pélalas, córtalas en dados pequeños e incorpóralos a la sopa.
3. Pela la cebolla y el ajo, pícalos en trozos pequeños y agrégalos. Aplasta los granos de pimienta con la parte plana de un cuchillo de cocina y échalos a la sopa, junto con el laurel. Deja cocer tapado durante unos cuarenta minutos. Lava el cebollino, córtalo en anillos pequeños y añádelo a la sopa. Adereza con un poco de sal marina y termina echando la nata ácida o *crème fraîche*.

Para unos órganos sensoriales despiertos

Los ojos, la nariz y los oídos pertenecen a los órganos especiales (*qi-heng-zhi-fu*) y no disponen de meridianos propios en la superficie corporal. Son abastecidos por los meridianos de los órganos *zang* y *fu*: los ojos a través del meridiano del hígado y la vesícula biliar, la nariz a través del meridiano de los pulmones y el intestino grueso y los oídos a través del meridiano de los riñones y la vejiga. Así, muchas enfermedades de los órganos sensoriales tienen su origen en los órganos internos *zang* o *fu*.

Medicamentos chinos: recetas, hierbas curativas y plantas curativas

Pipas de girasol

Para unos ojos muy cansados, lo mejor es que durante dos semanas tomes al día unos cincuenta gramos de pipas de girasol. Al mismo tiempo evita comer proteína animal.

Zumo de diente de león

Este zumo es muy efectivo cuando hay inflamaciones que se producen por un esfuerzo excesivo de los ojos. En este caso lo mejor es elaborar una mezcla al cincuenta por ciento de zumo de diente de león y zumo de zanahoria. Bebe al día de medio a un litro de este zumo.

Sopa de lucioperca

Asa en aceite un filete de lucioperca de tres a cuatro minutos por cada lado y sálalo ligeramente. Corta en trozos pequeños unos dados de jengibre, cebollino, un tomate, cuatro dátiles y cinco setas e incorpóralo todo. Añade medio litro de agua y déjalo cocer a fuego lento durante una hora. Bebe esta sopa dos veces al día a tragos cortitos; ayuda mucho en la alergia al polen.

Acupresión y masaje curativo

En caso de **inflamaciones en los ojos** se recomienda el tratamiento de los siguientes puntos (ver la página 69):

➥ 20VB – *Feng Chi* o el estanque del viento: cuatro dedos por detrás de ambos lóbulos de las orejas.

➡ 14 VB – *Yan Bai* o la claridad del yang: un centímetro por encima de la parte central de ambas cejas.

Para la **sinusitis** se recomienda el tratamiento de los siguientes puntos (véase página 69):

➡ 4 IG - *He Gu* o valle de unión: se encuentra en el punto más elevado del abombamiento muscular situado entre el índice y el pulgar. Presiona en esta zona con el dedo pulgar.

➡ 11 IG – *Qu Chi* o estanque sinuoso: al final de la línea del pliegue de flexión del codo, cuando la articulación se encuentra flexionada en ángulo recto.

➡ 20 DI – *Ying Xian* o recepción de los olores: en el surco entre el ala de la nariz y el labio.

En caso de **dolor de oídos** se recomienda el tratamiento de los siguientes puntos (ver la página 69):

➡ 21 TR – *Er Men* o la puerta de la oreja: parte delantera de la oreja, en la depresión.

➡ 18 DM – *Qiang Jian* o espacio inflexible: extremo inferior del hueso de la mejilla, por debajo del ángulo externo del ojo.

➡ 20 DM – *Bai Hui* o cien reuniones: punto superior de la cabeza, en el centro de la bóveda craneal.

➡ 2 VB – *Ting Hui* o escuchar el reencuentro: con la boca abierta la hendidura que aparece por encima de los lóbulos de las orejas, en la parte del hueso de la mejilla.

➥ 17 TR – *Yi Feng* o pantalla del viento: detrás del lóbulo de la oreja.

Para combatir **trastornos de la visión (provocados por el cansancio)** se recomienda el tratamiento de los siguientes puntos (ver la página 69):

➥ 11 V- *Da Zhu* o gran caña: en la depresión existente en el ángulo interno del ojo, por encima del lagrimal.

➥ Además el siguiente masaje de ojos puede ser muy beneficioso:

1. Realiza un masaje de la zona situada en el extremo lateral de la ceja, en el borde huesudo de la cuenca del ojo; haz suaves círculos con las eminencias de los pulgares y cuenta hasta treinta. Repite el mismo proceso con el otro ojo.
2. Presiona después con el pulgar y el índice la zona que está en el borde huesudo interno de la cuenca del ojo. Presiona primero ambos puntos en dirección al puente de la nariz, luego hacia abajo, luego hacia arriba. Repítelo treinta veces.

Ejercicios *qigong*

En caso de **ruidos en los oídos** o **tinnitus** el siguiente ejercicio *qigong* puede ayudar a que se reduzcan.

➡ **Primer paso:** presiona primero hacia delante y hacia atrás ambas orejas y luego tapa por completo los dos conductos auditivos.

➡ **Segundo paso:** con cuidado coloca ambos dedos índices dentro del canal auditivo, de tal manera que la falange superior del dedo esté dentro del oído. Inspira ahora profundamente por la nariz. Gira los dedos diez veces lentamente hacia un lado y otro; durante este proceso debes respirar tranquilamente por la nariz.

➡ **Tercer paso:** saca los dedos índices de los oídos. Inspira y espira ahora durante tres o cuatro minutos de forma profunda por la nariz.

Repite este ejercicio al menos tres veces; si te sientes cómodo puedes hacerlo incluso cinco veces.

Este ejercicio *qigong* se recomienda en caso de **sinusitis**:

➡ **Primer paso:** ambos pies están en paralelo, abiertos al ancho de los hombros. Coloca la mano izquierda sobre la cabeza y la derecha quince centímetros por delante de la boca. Así puedes notar la respiración en la palma de la mano. Luego cambia de mano.

➡ **Segundo paso:** con ambos pulgares frota veinte veces a lo largo de la nariz, hacia arriba. Imagínate que el calor va penetrando cada vez más profundo en las fosas nasales.

➡ **Tercer paso:** inspira profundamente por la nariz y separa del cuerpo y hacia los laterales ambas manos, de manera lenta; al mismo tiempo echa la cabeza lentamente hacia atrás. Los pies igualmente se estiran hacia arriba.

Realiza esta postura durante el tiempo que dura una inspiración larga.

➡ **Cuarto paso:** lleva a cabo una espiración larga al tiempo que los brazos estirados hacia arriba se dirigen lentamente hacia la boca. Imagínate como si quisieras atrapar con las manos toda la energía del universo y llevarla a la boca, dentro de tu cuerpo. Los pies vuelven a estar apoyados en el suelo.

Ejercicio taichí: avanzar hacia delante y hacia atrás

Estos ejercicios nos hacen conscientes de la alternancia del yin al yang con un desplazamiento de peso. A base de caminar hacia delante y hacia atrás aprenderás el dominio del cuerpo. Además se fortalecen las piernas y los pies.

1 Los pies forman un ángulo de unos sesenta grados y el peso está distribuido uniformemente sobre ambos pies. Las rodillas están ligeramente flexionadas. La espalda permanece recta, los brazos cuelgan a los lados.

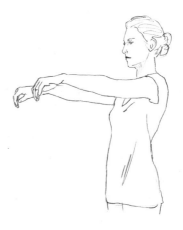

2 Eleva ahora los brazos hacia delante, hasta llegar a la altura de los hombros.

3 Traslada el peso del cuerpo hacia el pie derecho.

4 Eleva después el pie izquierdo, comenzando por el talón, y luego apóyalo dando un paso al frente. Primero apoya el talón. La distancia del paso se corresponde con la longitud del pie.

5 Desplaza ahora el peso lentamente hacia el pie izquierdo.

6 Levanta ahora el pie derecho del suelo (primero el talón). Ahora eleva los brazos por encima de la cabeza.

7 Adelanta el pie derecho y sitúalo en el suelo por delante del izquierdo; apoya primero la zona del talón.

8 Desplaza ahora todo el peso sobre el pie derecho y continúa la marcha de la misma forma.

9 Para finalizar los pies deben quedar de nuevo en la posición de salida.

10 Al caminar hacia atrás, el pie primero se apoya con los dedos. El resto es exactamente igual que el ejercicio de caminar hacia delante.

Meditación: fortalecimiento del elemento fuego

El fuego se corresponde con el color rojo y la alegría vital. Fortalece el rendimiento del corazón y del sistema circulatorio. Una persona fuego es alguien que mira hacia delante. Tiene humor, es espontánea y adora hablar. El fuego, en la enseñanza de los cinco elementos, aparece para los adolescentes y los chicos jóvenes. El año de nacimiento de una persona fuego siempre acaba en seis o siete. Su mejor hora del día es el mediodía. Los órganos correspondientes son el corazón y el intestino delgado.

Túmbate en el suelo tranquilamente de espaldas y cierra los ojos. Frota las manos una contra otra, hasta que estén calientes y llenas de energía..., frota las manos... hasta que estén cargadas de energía. Coloca ahora la mano izquierda sobre la zona del corazón y la mano derecha por debajo del ombligo. Mantén los ojos cerrados e inspira y espira tranquila y profundamente, siguiendo tu propio ritmo. Inspira y espira..., el aire entra y sale... Nota cómo el abdomen y el pecho, al inspirar, se elevan y cómo descienden con cada espiración...: al inspirar se elevan el pecho y el abdomen, con cada espiración descienden... La respiración entra en tu cuerpo, en tu corazón y en el intestino delgado. Con la siguiente inspiración la energía adicionalmente penetra a través de las manos en el corazón y en el intestino delgado. Inspira, el abdomen se eleva; espira, el abdomen desciende... Imagina ahora que con cada inspiración la energía *qi* cálida y roja como el fuego entra dentro de ti. Fluye en dirección al corazón y al intestino delgado. Con la espiración se marcha lo usado y lo viejo y el abdomen y el pecho descienden de nuevo. Una luz cálida y roja pulsa por debajo de tus manos. Puedes imaginar que te encuentras en una cálida noche de verano y estás mirando una fogata. Deja que te caliente... Observa las distintas tonalidades de rojo y nota la energía cálida y roja... El fuego desprende calor, seguridad y energía impulsiva ardiente, y al mismo tiempo se va desfigurando. Miras al fuego y te alegras de su resplandor, de la calidez, de la alegría y de la viveza que hay alrededor. Escuchas una risa feliz... La energía *qi* cálida y roja entra en tu corazón con cada respiración, y así al mismo tiempo queda impregnado de alegría. La luz roja, cálida y alegre entra en tu corazón. Inspiras *qi*... y luego espiras... y así lo usado y antiguo sale de tu cuerpo. Con cada inspiración la fuerza cálida y roja cada vez se hace más fuerte... El resplandor amigable y rojo cada vez va aumentando hasta que finalmente entra por las venas... y a través de ellas va alcanzando poco a poco todo el cuerpo. Continúa respirando a tu ritmo, la respiración va y viene... La energía *qi* cálida, roja y amable fluye por la cavidad pectoral y llega al abdomen. Inspiras *qi* cálido y rojo, fluye por tus venas hasta llegar a las piernas, a los brazos, a la cabeza y también llena la lengua. El corazón, el intestino delgado, la lengua, las venas están totalmente llenas de *qi* rojo, cálida, amable y llena de alegría. Toda esta energía roja invade tu cuerpo. Todo tu cuerpo, desde las puntas del pelo hasta las puntas de los pies están plenos de energía roja y cálida y el elemento fuego de tu cuerpo está fortalecido al máximo.

Fíjate de nuevo en tu respiración, inspira, espira y prepárate para que tu atención regrese al día a día. Respira algunas veces más de manera profunda, estira bien las piernas, los brazos y los dedos hacia arriba y abre los ojos. ¡Con ello la meditación ha finalizado! ¡Y ahora tu atención está plenamente dirigida al momento presente! Lleva las manos hacia los laterales y siente. ¿Cómo te encuentras?

Día 3

Desayuno

Copos de trigo con *filetes* de naranja.

Ingredientes

6 naranjas

2 cucharadas de azúcar moreno

1 estrella de anís y/o 8 hojitas de menta

4 cucharadas de yogur

2 cucharadas de nata

0,4 g de hebras de azafrán (4 hebras; o bien pimentón)

Pimienta recién molida (o jengibre)

300 g de copos de trigo

Preparación

1. Exprime cuatro naranjas, echa el zumo en una cazuela y caliéntalo. Incorpora el azúcar, la estrella de anís y/o las hojas de menta y deja cocer durante tres minutos. Retíralo del fuego; deja reposar diez minutos, luego incorpora el yogur y el azafrán.

2. Echa por encima la nata y algo de pimienta, luego incorpora los copos de trigo. Pela las dos naranjas restantes, filetéalas o bien córtalas en rodajas y decora con ellas los copos de trigo.

Almuerzo
Costillas de cerdo con salsa de alubias.

Ingredientes

700 g de costillas de cerdo
2 cucharadas de alubias
   negras cocidas
1 diente de ajo troceado
2 cucharadas de salsa de
   soja oscura

1 cucharadita de almidón
   de maíz
1 cucharada de azúcar
1 cebolleta picada

Preparación

1. Corta las costillas en trozos pequeños y échalas en una fuente.
2. Lava las alubias, deja que escurran y aplástalas. Mézclalas con el ajo, la salsa de soja, el almidón y el azúcar. Marina las costillas con esta salsa.
3. Pon las costillas en una cazuela. Incorpora un poco de agua y deja que se cocinen a fuego lento de cincuenta y cinco a sesenta minutos. Para finalizar espolvorea por encima la cebolleta troceada y sirve muy caliente.

Cena
Ensalada refrescante.

Ingredientes

4 cogollos de lechuga
Pimentón
2 zanahorias
Pimienta

1 cucharada de agua
4 tomates maduros
2 cucharadas de vinagre
   balsámico

1 pepino	4 cucharadas de aceite de
2 ramilletes de albahaca	oliva
	Sal marina

Preparación

1. Lava bien los cogollos de lechuga. Echa en un recipiente las hojas tiernas y espolvorea por encima algo de pimentón.
2. Lava las zanahorias, rállalas en trozos pequeños e incorpóralas igualmente a la ensalada. Echa la pimienta y el agua.
3. Haz un corte en la parte trasera de los tomates, escáldalos en agua hirviendo y retira la piel. Quita las pepitas, corta los tomates en ocho trozos e incorpóralos a la ensalada. Luego echa por encima el vinagre.
4. Pela el pepino, pártelo por la mitad y retira las pepitas. Corta las mitades del pepino en rodajas y échalas a la ensalada junto con las hojas limpias de albahaca. Rocía por encima el aceite de oliva, vuelve a echar pimienta y adereza con sal marina.

Mantener en marcha el corazón y el sistema circulatorio

El órgano *zang* corazón es el responsable de la circulación de la sangre. Los factores internos juegan un papel muy relevante en las enfermedades de corazón y del sistema circulatorio. A la hora de realizar el diagnóstico es importante la interacción entre el corazón y los pulmones, el corazón y los riñones, y el hígado y el bazo.

Si los riñones están algo debilitados y el agua no puede eliminarse convenientemente, el corazón se ve sobrecargado. Esto hace que los riñones no se abastezcan con suficiente sangre por lo que pueden producirse problemas, como edemas, nerviosismo y trastornos del sueño.

Si el hígado está perturbado, la circulación de la sangre se puede ver dañada y eso provoca que se eleve la presión sanguínea.

Si el bazo se ve limitado por debilidades en el estómago y en el intestino, el corazón es abastecido con poca sangre. Se producen trastornos del sueño, pérdida de apetito y tendencia a sufrir estrés.

Medicamentos chinos: recetas, hierbas curativas y plantas curativas

Zumo de verduras con espinacas

Mezcla zumo de zanahoria, de apio, de perejil y de espinacas, y bebe diariamente medio litro de esta mezcla. Este zumo ayuda a reducir los depósitos en los vasos sanguíneos.

Aceite de germen de trigo

Una cucharadita de aceite de germen de trigo después de desayunar y después de cenar fortalece el sistema nervioso.

Ajo

A la hora de cocinar utiliza frecuentemente ajo fresco. Limpia la sangre y elimina los depósitos en las paredes internas de los vasos sanguíneos. Además favorece la digestión.

Jengibre y ginseng

El jengibre y el ginseng fortalecen los riñones; es necesario que utilices estos ingredientes en todos los platos que puedas.

Agua de apio y peras

Cuece quinientos gramos de apio y sesenta gramos de peras durante quince minutos en medio litro de agua. Cuélalo para retirar los trozos y bebe varias veces al día de esta infusión templada, que tiene un efecto fortalecedor del yin.

Té de albahaca

Bebe tres veces al día una taza de té de albahaca. Para elaborarlo echa una cucharadita de hojas secas de albahaca en un cuarto de litro de agua y lleva a ebullición. Deja reposar durante unos cuantos minutos y luego cuélalo.

Té de ortigas y té de escaramujo

Bebe de forma alternante una taza de té de ortiga y otra de té de escaramujo repartidas a lo largo del día.

Acupresión y masaje curativo

En caso de **presión sanguínea elevada** se deben tratar los siguientes puntos (ver la página 69):

➥ 3 H – *Tai Chong* o gran lanzamiento: sobre el dorso del pie a dos pulgares de la membrana interdigital entre el primer y segundo dedo. Muy cerca de la unión del primer y segundo metatarsiano.

➥ 2 H – *Xing Jian* o intervalo intermedio: en la membrana interdigital, entre el dedo gordo y el segundo dedo del pie.

➥ 36 E – *Zu San Li* o tres distancias: en la parte externa de la tibia, cuatro dedos por debajo de la rótula, se debe trabajar de forma intensa varias veces al día, conjuntamente con:

➥ 20 DM – *Bai Hui* o cien reuniones: parte superior de la cabeza, en el centro de la bóveda craneal entre los ejes de las orejas.

En caso de **presión sanguínea baja** se recomienda el tratamiento de los siguientes puntos (ver la página 69):

➥ 1 R – *Yong Quan* o fuente de agua que brota: en el centro de la planta del pie, en la región de la eminencia plantar; hay que presionar varias veces al día.

➥ 36 E – *Zu San Li* o tres distancias: en la parte externa de la tibia, cuatro dedos por debajo de la rótula; se debe trabajar de forma intensa varias veces al día, conjuntamente con:

➥ 6 RM – *qi Hai* o mar de la energía: cuatro dedos por encima del hueso del pubis, justo debajo del ombligo.

Para los **trastornos de la irrigación sanguínea** se recomienda el tratamiento de los siguientes puntos (ver la página 69):

- 6 B – *San yin Jiao* o reunión de los tres yin de la pierna: en la parte interior de la pierna, cuatro dedos por encima del tobillo.
- 9 B – yin *Ling Quan* o fuente en el lado yin de la colina: con la rodilla flexionada palpa la parte interior hasta llegar al hueco poplíteo (corva de la rodilla). Justo por debajo de la parte sobresaliente redondeada se sitúa este punto.
- 2 R – *Ran Gu* o valle iluminado: el punto más elevado del arco del pie, en el borde interno del pie.

Para combatir **varices** el tratamiento de los siguientes puntos puede suponer un alivio (ver la página 69):

- 34 VB – yang *Ling Quan* o fuente de la colina yang: en el punto de inserción de las líneas del límite superior e inferior de la cabeza del peroné.
- 39 VB – *Xuan Zhong* o campana suspendida: cuatro dedos por encima del tobillo, en la parte exterior de la pierna.

En caso de **retención de líquidos en los tejidos (edema)** se recomienda el tratamiento de los siguientes puntos (ver la página 69):

➡ 41 VB – *Zu Linqui* o lágrimas que quedan en el pie:
Entre los dos extremos superiores de los huesos
metatarsianos del dedo cuarto y el dedo meñique.

➡ 36 E – *Zu San Li* o tres distancias: por la parte exterior de la tibia, cuatro dedos por debajo de la rótula.

➡ 7 P – *Lie Que* o fisura y ruptura: junto a la apófisis
estiloides del radio, es decir, junto a la prominencia que encontramos en la muñeca en el lado del
dedo pulgar.

➡ 21 V – *Wei Shu* o transportar para ofrecer en el estómago: entre la decimosegunda vértebra dorsal y
la primera vértebra lumbar, en la espalda.

➡ 23 V – *Shen Shu* o transportar para ofrecer en el riñón: entre la segunda y la tercera vértebra lumbar.

Ejercicio *qigong*: el ejercicio de las nubes

Con la ayuda de este ejercicio se mejora la función
de bombeo del corazón, se estimula el sistema circulatorio y se fortalece la movilidad y la flexibilidad de las articulaciones de los hombros, las rodillas y los codos. La
secuencia del movimiento se debe realizar de tres a cinco
veces seguidas.

➡ **Primer paso:** te colocas de pie, en la postura de partida
relajada, y repartes el peso del cuerpo entre los dos
pies. Abre lentamente los brazos, las palmas de las manos miran hacia abajo. Cuando hayas elevado los brazos
hasta la altura de los hombros, gira las palmas de las manos de manera que miren hacia arriba. Baja ambos brazos muy lentamente y finalmente crúzalos delante del

cuerpo. La mano izquierda se mantiene delante de la derecha mientras las rodillas se flexionan ligeramente, de manera que formen una misma línea con respecto a las puntas de los pies, todo ello acompañado de una espiración profunda.

➡ **Segundo paso:** estira poco a poco las rodillas, eleva ambos brazos lentamente y balancéalos delante del pecho. Delante y por encima de la cabeza los brazos se separan; las palmas de las manos miran hacia fuera y hacia arriba, acompañado de una profunda inspiración.

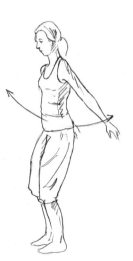

➡ **Tercer paso:** los brazos descienden lentamente a ambos lados del cuerpo, las palmas de las manos se van girando poco a poco hacia abajo y hacia atrás mientras las rodillas se flexionan lentamente, acompañado de una profunda espiración.

Ejercicio taichí: despertar de qi

Por medio de este ejercicio, se absorbe energía de la naturaleza. La mano izquierda se corresponde con la energía yang mientras que la derecha lo hace con la energía yin. Cuando ambas manos van conjuntamente hacia delante y hacia atrás, las energías yin y yang se mezclan. Gracias a este ejercicio se crea una conexión entre el ser humano y la naturaleza. La energía buena penetra en el cuerpo y la energía negativa y ya usada lo abandona.

1 Los pies están en paralelo al ancho de los hombros. Las puntas de los pies están ligeramente giradas hacia fuera. El peso del cuerpo se distribuye de forma equilibrada entre ambos pies. Las rodillas, ligeramente flexionadas, al igual que las puntas de los pies, están un poco giradas hacia fuera, la espalda se mantiene recta. Los brazos cuelgan sueltos, las palmas de las manos miran hacia atrás.

2 Eleva lentamente los brazos hacia delante sin estirar los codos. Las manos permanecen sueltas, colgando hacia abajo.

3 Tan pronto como los brazos lleguen a la altura de los hombros, debes ir estirando lentamente las manos.

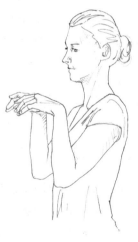

4 Baja los codos y lleva las muñecas a la altura de los hombros, en dirección al cuerpo. Las manos permanecen flexionadas y sueltas.

5 Baja los brazos y las manos lentamente hasta regresar a la postura de salida.

Meditación: fortalecimiento del elemento tierra

La tierra se corresponde con el color amarillo-naranja y con la firmeza. Fortalece el rendimiento metabólico y la digestión. Una persona tierra es marcadamente armónica, leal, clara en sus expresiones y en sus pensamientos. La tierra representa la fase vital de los adultos. El año de nacimiento de una persona tierra acaba siempre en 8 o en 9. Su mejor hora del día es la última hora de la tarde. Los órganos correspondientes son el bazo y el estómago.

Túmbate en el suelo tranquilamente de espaldas y cierra los ojos. Frota las manos una contra otra, hasta que estén calientes y llenas de energía. Coloca ahora sobre tu cuerpo tus manos llenas de energía, una al lado de la otra a la altura del estómago. Mantén los ojos cerrados y respira tranquila y profundamente a tu propio ritmo. Lleva toda tu atención durante un momento a tu respiración. El aire entra y sale..., la respiración va y viene a su propio ritmo. Inspira y espira..., el aire entra y sale... Nota cómo el estómago y el pecho se elevan al inspirar y vuelven a descender al espirar... Con cada inspiración el abdomen se eleva bajo tus manos, con cada espiración el abdomen desciende bajo tus manos. El aire penetra en tu cuerpo y llena el estómago, debajo de tus manos, con una luz cálida y amarillo-naranja. Con la espiración se marcha todo lo usado. Respira la luz cálida amarillo-naranja en el estómago y con la espiración se va todo lo viejo, lo usado. Con la siguiente inspiración la energía fluye adicionalmente a través de tus manos, en dirección al estómago. Inspira, el abdomen se eleva; espira, el abdomen desciende... Imagínate que con cada inspiración la energía *qi* cálida y amarillo-naranja penetra en ti y fluye en dirección al estómago y al bazo; con la espiración se marcha todo lo usado y lo viejo, el abdomen desciende de nuevo. La luz cálida amarillo-naranja pulsa por debajo de tus manos. Con cada inspiración la luz se va haciendo cada vez más fuerte. Tu atención permanece durante un momento allí, respira a tu propio ritmo, observa cómo, cada vez, el *qi* cálido y amarillo-naranja aumenta en intensidad, con cada respiración, y con cada espiración se marcha lo viejo, lo usado. Imagínate que estás sentado a finales de verano en un sitio precioso, que conoces perfectamente, el sol llena todo el entorno con una cálida luz amarillo-naranja... Huele a tierra fresca; disfruta del calor del verano tardío, amarillo y naranja. La cálida luz de un color amarillo-naranja cada vez se va haciendo más fuerte, latente... Sigue respirando, a tu propio tempo, relájate en cada respiración, absorbe toda la atmósfera reinante de ese maravilloso sitio, que está lleno de nuevo *qi*, de una luz cálida amarilla y naranja y una inmensa fuerza... Tu estómago está lleno de esa fuerza; tu bazo..., la luz cálida amarillo-naranja va llenando poco a poco toda tu zona abdominal...; también los músculos abdominales, los músculos pectorales, los músculos de los brazos y las piernas. El estómago con todos sus órganos, los músculos y finalmente también la boca está regada por ese *qi* cálido, de un vivo amarillo-naranja. Tu respiración va y viene... y con ella la energía tierra cálida, amarilla y naranja... Realiza tres respiraciones más: con cada inspiración cárgate de la energía tierra cálida, amarillo-naranja; con cada espiración saca lo viejo y antiguo. La energía tierra fluye por todo tu tono muscular, tu estómago, tu bazo y tu boca. Realiza tres respiraciones más y prepárate para regresar al momento presente: 1... inspirar... espirar; 2... inspirar... espirar; 3... inspirar... espirar. Así todo tu cuerpo, desde el cuero cabelludo hasta los dedos meñiques de los pies, está lleno con la cálida energía *qi* amarillo-naranja, y el elemento tierra está fortalecido al máximo en todo tu cuerpo.

Prepárate para llevar de nuevo tu atención al momento presente... Para ello respira profundamente un par de veces..., abre los ojos, estira las piernas, estírate y desperézate, estira los brazos y los índices por encima de la cabeza. Ahora la meditación ha finalizado. ¡Toda tu atención debe estar dirigida al momento presente! Lleva las manos hacia los laterales. Nota el efecto de la meditación.

Día 4

Desayuno

Crema de queso azul sobre pan blanco.

Ingredientes

300 g de roquefort (o cualquier otro queso azul)
2 chalotas pequeñas
1 bol pequeño de berros
1 cucharada de salsa de soja
1 ramillete de perejil
2 cucharadas de *crème fraîche* (o nata ácida)

1 cucharadita de pimentón
4 huevos
1 cucharada de aceite de girasol
Pimienta
1 cucharadita de mostaza o de mostaza en polvo
Pan blanco

Preparación

1. Coloca el queso roquefort en una fuente y aplástalo con la ayuda de un tenedor.
2. Pela las chalotas, córtalas en dados pequeños e incorpóralas al queso.
3. Retira las hojitas verdes de los berros, ponlas en un colador, lávalas bien, sécalas con un papel de cocina y añádelas al queso. Echa por encima la salsa de soja. Lava el perejil, sécalo con un papel de cocina, trocéalo e incorpóralo junto con la *crème fraîche*; espolvorea por encima el pimentón.
4. Cuece los huevos, asústalos con agua fría, pélalos y haz una masa con la yema y el aceite de girasol; luego agrega la masa al resto de los ingredientes.

5. Sazona todo con la pimienta y la mostaza (o la mostaza en polvo) y remueve hasta conseguir una pasta ligera.

6. Corta el pan blanco en rebanadas y tuéstalo ligeramente en el horno. Unta la crema de queso en las rebanadas de pan blanco aún calientes y sirve de inmediato.

Almuerzo

Perca con guarnición de setas y pimiento y salsa picante.

Ingredientes

500 g de filetes de perca
1 cucharadita de jengibre fresco troceado
1 cucharada de vino de arroz
½ taza de champiñones
1 pimiento rojo
1 diente de ajo picado
1 cucharada de chalotas picadas
2 cucharadas de aceite de soja

1 cucharadita de almidón de maíz
1 pizca de sal, azúcar y pimienta
5 cucharadas de caldo de pollo
1 cucharada de concentrado de tomate
1 cucharada de salsa de soja oscura
1 cucharada de vinagre de arroz

Preparación

1. Lava el pescado y sécalo con papel de cocina. Mezcla el jengibre con el vino de arroz y embadurna con ello el pescado. Deja reposar durante quince minutos.

2. Lava el pimiento y los champiñones y córtalos en tiras.

3. Mezcla el caldo de pollo, el concentrado de tomate, la salsa de soja y el vinagre de arroz.

4. En una sartén calienta el aceite y rehoga allí el ajo, hasta que empiece a oler; luego incorpora la chalota y rehógalo todo junto.

5. Coloca encima el pescado y, a fuego lento y tapado, deja que se cocine de quince a veinte minutos (pasada la mitad del tiempo de cocinado, dale la vuelta). Sácalo de la sartén y mantenlo en un lugar caliente.

6. Asa los pimientos y los champiñones en la misma sartén e incorpóralos a la salsa. Echa la sal, el azúcar y la pimienta y espésalo todo con el almidón de maíz previamente disuelto en agua fría. Lleva a ebullición y posteriormente rocíalo sobre el pescado.

Cena

Sopa de cebolla con pan de queso.

Ingredientes

1,5 kg de cebollas

1 cabeza de ajos

2 cucharadas de aceite de oliva

2 cucharadas de mantequilla sin sal

2 cucharaditas de tomillo

Pimienta

2 litros de caldo de verduras fuerte

2 cucharadas de vinagre de manzana

1 cucharadita de pimentón

8 rebanadas de pan blanco duro

100 g de parmesano, rallado fino

Sal marina

Preparación

1. Pela las cebollas, pártelas por la mitad y córtalas en medias anillas. Pela los ajos y córtalos muy finos.

Coloca una cazuela grande en el fuego. Incorpora el aceite de oliva y la mantequilla, añade la cebolla y el ajo y, removiendo de manera frecuente, rehoga hasta que todo haya adquirido una bonita coloración marrón.

2. Añade el tomillo, adereza de forma generosa con pimienta y echa el caldo de verduras.

3. Incorpora el vinagre de manzana y el pimentón y, tapado, deja hervir unos cuarenta y cinco minutos.

4. Precalienta el horno a 140 °C, espolvorea las rebanadas de pan blanco con pimienta y echa por encima el parmesano recién rallado; hornea hasta que el parmesano se haya derretido y se haya formado una costra color marrón claro.

5. Sirve la sopa en platos y coloca encima las rebanadas de pan. Adereza con la sal marina.

Para un sistema digestivo y urogenital sano

En el sistema digestivo domina el órgano *zang* bazo, que es el responsable del metabolismo de los alimentos y los líquidos así como de la sangre y su coagulación. Junto con el bazo, el órgano *fu* estómago forma la pareja yin-yang. El bazo, en sus funciones de digestión y transporte (en especial de la bilis), recibe el apoyo del hígado. El hígado y el bazo mantienen una reciprocidad, puesto que el bazo se ocupa simultáneamente de que el hígado esté abastecido con la suficiente cantidad de sangre. Además, el bazo remite al yang cálido de los riñones. Por su parte, los riñones precisan de sustancias nutritivas que se crean a partir del trabajo del bazo. Si este no es capaz de producirlas, entonces el yang de los riñones se ve limitado por la carencia de esencia yin. Además, en todas las dolencias digestivas juegan un papel importante los estados mentales, la alimentación —incluidas las especias picantes— y las sustancias que dañan la salud, así como factores climáticos como el frío, la humedad, el calor y el viento.

Los responsables del equilibrio de agua dentro del cuerpo son los riñones, que controlan las aberturas corporales inferiores y con ello también la vejiga. Los riñones tienen una estrecha reciprocidad con el corazón, los pulmones, el bazo y el hígado: con el corazón por su función de irrigación de los riñones, con los pulmones por su regulación de la producción de sudor y también por la respiración, con el bazo por su absorción del agua del alimento ingerido y con el hígado como unidad funcional mental-nerviosa. Los trastornos del hígado la mayoría de las veces se forman por debilidades yang, por factores relacionados con las emociones —como podría ser la inseguridad, la dependencia, el miedo— así como las situaciones de pánico y otros factores externos como la humedad o el frío.

Medicamentos chinos: recetas, hierbas curativas y plantas curativas

Plátano con sésamo

Corta los plátanos en trozos pequeños. Echa por encima media cucharadita de semillas de sésamo, media de semillas de hinojo y un poco de miel. Deja reposar. Cómelo a cucharadas a lo largo del día. Es muy efectivo si se sufren flatulencias.

Infusión de nueces y dátiles

Una infusión hecha con un cuarto de litro de agua, cinco gramos de nueces cortadas finas, dos dátiles cortados finitos y un gramo de dados de jengibre fresco sirve de mucha ayuda en caso de pesadez de estómago o bien si se tienen gases.

Nuez moscada

Un tercio de cucharadita de nuez moscada tomada justo antes de irse a dormir ayuda mucho en caso de diarrea.

Té de hojas de rosa

Rocía tres gramos de hojas de rosas secas en agua hirviendo y deja que repose durante unos diez minutos. Bébetelo lo más caliente que puedas a pequeños sorbos. Es muy efectivo para las diarreas; también calma la gastritis crónica.

Zumo de patata

Lava varias patatas, córtalas en trozos pequeños y, junto con su piel, mételas en la licuadora. Toma una cucharada de este zumo antes de cada comida, ayuda en caso de dolencias estomacales.

Puré de mandarinas y arroz

Pela una mandarina ecológica y cuece la piel junto con una taza de arroz y dos tazas de agua. Tómalo en el almuerzo o en la cena, puesto que ayuda en caso de dolor de estómago.

Nueces con miel y coñac

Trocea cinco nueces, mézclalas con treinta gramos de miel y un vaso de chupito de coñac al setenta por ciento de alcohol. Junto con un poco de agua, lleva esta mezcla a ebullición. Pasados cinco minutos, retíralo del fuego, deja que enfríe y bébetelo antes de ir a dormir. Esta mezcla de nueces, miel y coñac ayuda mucho en caso de estreñimiento.

Mousse *de higos y plátano*

Haz un puré con tres higos frescos o secos y un plátano maduro. Incorpora dos cucharadas de melaza y el agua necesaria hasta que se forme una crema espumosa. Tomado dos veces al día es muy efectivo contra el estreñimiento.

Pepino

Come pepinos crudos o bien mezcla un tercio de zumo de pepino con dos tercios de zumo de zanahoria y bebe al día aproximadamente un litro de esta mezcla. Es muy recomendable en caso de cistitis.

Té de ortiga y escaramujo

Bebe de forma alternante una taza de té de ortiga y otra de té de escaramujo repartidas a lo largo del día. Favorece la excreción de orina y es muy efectiva si existe una infección.

Pipas de calabaza

Una cantidad de sesenta a noventa gramos de pipas de calabaza al día fortalece la próstata. Se pueden comer solas, crudas o cocidas, o bien mezcladas con muesli.

Aceite de germen de trigo

Toma de forma regular una cucharadita de aceite de germen de trigo prensado en frío después del desayuno y de la cena. Este aceite aporta al cuerpo vitamina E, que es muy importante para el mantenimiento saludable de la próstata.

Acupresión y masaje curativo

En el caso de **flatulencias** se deben tratar los siguientes puntos (ver la página 69):

➥ 6 B – *San yin Jiao* o reunión de los tres yin de la pierna: en la parte interior de la pierna, cuatro dedos por encima del tobillo, detrás de la tibia.

➥ 36 E – *Zu San Li* o tres distancias: en la parte externa de la tibia, cuatro dedos por debajo de la rótula.

➥ 4 IG – *He Gu* o valle de unión: en el extremo del pliegue del pulgar, entre los dedos índice y pulgar.

➥ 3 H – *Tai Chong* o gran lanzamiento: sobre el dorso del pie a dos pulgares de la membrana interdigital entre el primer y segundo dedo. Muy cerca de la unión del primer y segundo metatarsiano.

En caso de **diarrea** se recomienda el tratamiento de los siguientes puntos (ver la página 69):

➥ 6 B y 36 H: ver la página anterior.

➥ 25 E – *Tian Shu* o eje celestial: distancia de tres pulgares a ambos lados del ombligo.

➡ 27 E – *Da Ju* o gran unión: tres pulgares entre el ombligo y el pubis: presiona 25 E y 27 E unos treinta segundos respectivamente y pellízcalos con el pulgar y el índice; trata los dos puntos simultáneamente con ambas manos.

Para el **dolor de estómago** se recomienda el tratamiento de los siguientes puntos (ver la página 69):

➡ 25 E – *Tian Shu* o eje celestial: distancia de tres pulgares a ambos lados del ombligo.

➡ 27 E – *Da Ju* o gran unión: tres pulgares entre el ombligo y el pubis.

➡ 37 E – *Shang Ju Xu* o vacío inmenso superior: un palmo por debajo de la rótula y el ancho de un dedo hacia la zona lateral exterior.

➡ 6 RM – *qi Hai* o mar de la energía: cuatro dedos por encima del hueso del pubis, justo debajo del ombligo.

➡ 10 RM – *Xia Wan* o estómago inferior: en la línea imaginaria entre el pubis y el ombligo, tres dedos por encima del ombligo.

En caso de **acidez de estómago** se recomienda el tratamiento de los siguientes puntos (ver la página 69):

➡ 6 MC – *Nei Guan* o barrera interna: al final de la línea del pliegue de la muñeca, cuatro dedos por encima del centro del tendón.

➡ 36 E – *Zu San Li* o tres distancias: por la parte exterior de la tibia, cuatro dedos por debajo de la rótula.

Para combatir el **estreñimiento** se recomienda el tratamiento de los siguientes puntos (ver la página 69):

➡ 25 E y 27 E: ver el tratamiento descrito para la diarrea.

➡ 2 H – *Xing Jian* o intervalo intermedio: en la membrana interdigital, entre el dedo gordo y el segundo dedo.

➡ 3 R – *Tai Xi* o gran arroyo: en la parte interna del pie, entre el punto más elevado del tobillo y el tendón de Aquiles.

➡ 3 H – *Tai Chong* o gran lanzamiento: sobre el dorso del pie a dos pulgares de la membrana interdigital entre el primer y segundo dedo. Muy cerca de la unión del primer y segundo metatarsiano.

➡ 4 IG – *He Gu* o valle de unión: al final del pliegue del pulgar, entre los dedos índice y pulgar.

En caso de **cistitis** se recomienda el tratamiento de los siguientes puntos (ver la página 69):

➡ 6 B – *San yin Jiao* o reunión de los tres yin de la pierna: en la parte interior de la pierna, cuatro dedos por encima del tobillo.

- 3 R – *Tai Xi* o gran arroyo: en la parte interna del pie, entre el punto más elevado del tobillo y el tendón de Aquiles.

- 60 V - *Kun Lun* o montaña *Kun Lun*: en la parte externa del pie, entre el tobillo y el tendón de Aquiles, la punta del maléolo exterior.

- 23 V – *Shen Shu* o transportar para ofrecer en el riñón: entre la segunda y la tercera vértebras lumbares, en la espalda.

- 3 RM – *Zhong Ji* o extremidad del centro: en la línea de unión entre el pubis y el ombligo, justo por encima de la sínfisis púbica.

Ejercicio *qigong*

Gracias al siguiente ejercicio *qigong* se influye a largo plazo en el sistema nervioso vegetativo. Así te será mucho más sencillo despedirte de tus hábitos dañinos en cuanto a la comida y la bebida.

- **Primer paso:** siéntate cómodamente con las piernas cruzadas y coloca la mano derecha sobre la rodilla derecha y la mano izquierda sobre la rodilla izquierda.
- **Segundo paso:** flexiona la cabeza hacia delante tanto como puedas sin que notes ningún tipo de dolor.
- **Tercer paso:** inspira profundamente por la nariz.
- **Cuarto paso:** gira ahora todo el cuerpo, comenzando con la cabeza y el cuello, una vez y en el sentido de las agujas del reloj. Espira mientras realizas el giro.
- **Quinto paso:** permanece en esta posición durante un instante e inspira profundamente.

➥ **Sexto paso:** gira ahora todo el cuerpo, comenzando también por la cabeza y el cuello, en el sentido opuesto a las agujas del reloj.

➥ **Séptimo paso:** este ejercicio debe realizarse veinte veces en el sentido de las agujas del reloj y veinte veces en el sentido opuesto, siempre alternando, una vez hacia la derecha y la siguiente hacia la izquierda.

Meditación: fortalecimiento del elemento metal

El metal se corresponde con el color gris y la capacidad del recogimiento interno. Fortalece la resistencia tanto corporal como mental. Una persona metal es decidida, minuciosa y crea estructuras. El metal representa la calidad de vida de la madurez, es decir, la época de adulto en su segunda mitad vital. El año nacimiento de una persona metal finaliza siempre en cero o uno. Su mejor hora del día es la primera parte de la tarde. Los órganos correspondientes son los pulmones y el intestino grueso.

Túmbate en el suelo tranquilamente de espaldas y cierra los ojos. Frota las manos una contra otra, hasta que estén calientes y llenas de energía... Frota las manos hasta que estén calientes y llenas de energía... Coloca ahora una mano sobre la caja torácica, la otra en la parte inferior del abdomen. Continúa con los ojos cerrados y respira tranquila y profundamente a tu propio ritmo. Nota tus cálidas manos sobre la caja torácica y la parte inferior del abdomen y percibe cómo el pecho y el abdomen se elevan con cada inspiración y descienden con cada espiración. Tu respiración lleva tu propio ritmo. El abdomen y el pecho se elevan y descienden... inspiras y espiras...

La respiración entra por la nariz y sale por la boca... y el abdomen y el pecho se elevan al inspirar y descienden de nuevo al espirar... en un equilibrio rítmico. Tu respiración va y viene. Cuenta lentamente de uno a diez y cuando llegues al número diez estarás plenamente metido en ti y rodeado y lleno de una luz intensa de color blanco grisáceo. 1... 2... presta atención a tu respiración, cómo va y viene; 3... 4... con cada respiración penetra en ti una luz blanca grisácea...; 5... tu respiración va y viene a su propio ritmo...; 6... la luz blanca y grisácea penetra en la inspiración, por la nariz y los pulmones; 7... la energía *qi* blanca y grisácea se hace más viva e intensa con cada respiración...; 8... la luz blanca y grisácea penetra por la nariz, en dirección a las manos, y desde tus manos cálidas y blancas llega a los pulmones y al intestino grueso; 9... esta luz llena toda tu piel, toda la superficie de tu piel que irradia esta luz gris blanquecina; 10... ahora estás totalmente concentrado y relajado, la luz gris blanquecina entra por la nariz, llena los pulmones, el intestino grueso, la piel. La energía *qi* gris blanquecina lo envuelve todo y te protege, llena todo tu cuerpo, hasta la última célula. Lleva ahora tu atención interna a un día en el otoño tardío y a un lugar hermoso que invita al recogimiento interno... un día en el otoño tardío... cuando el aire ya es fresco..., el sol es cálido... la niebla aparece sobre el paisaje... y de vez en cuando la luz tiene un efecto pálido y blanquecino. Es el momento de la cosecha en los campos y jardines..., los trabajos ya están hechos... la naturaleza se retira. Un ciclo de crecimiento ha finalizado. Los campos están arados para el siguiente período de crecimiento, pero ahora llega un momento de calma. Una fase de calma para reunir nuevas fuerzas. Igual que sucede en la naturaleza nos sucede también a las personas. A las fases de crecimiento, a los momentos de actividad les siguen fases de tranquilidad, de reflexión, de almacenamiento de fuerzas internas. También eso sucede contigo. Un día en el otoño tardío en un lugar de recogimiento interno. ¿Podría ser que una actividad, una fase, un ciclo vital esté llegando a su final...? ¿Es momento de detenerse?... Esa luz blanca en el lugar del recogimiento interno te ayudará a reunirte contigo mismo..., a pensar... a reflexionar. ¿Hacia dónde quieres mirar? Detenerse..., echar la vista hacia atrás..., observar el pasado..., mirar hacia delante... una pausa... la pausa que precisa la naturaleza para poder brotar con toda la fuerza la siguiente primavera, con fuerzas renovadas, algo que también precisamos los humanos. Una pausa creativa. Es la pausa de respiración de la naturaleza, una pausa en la que tú también puedes parar, mirar hacia atrás, pero además mirar hacia delante... Es una pausa para disfrutar..., una pausa de satisfacción... de reunión... y todo con una luz gris blanquecina. Llénate con la fuerza de la energía gris blanquecina de la persistencia. También en el ciclo de respiración necesitamos hacer una pausa. A la espiración le sigue una pausa de respiración. La inspiración llega por sí sola: inspirar..., espirar..., pausa de respiración... Cada respiración está compuesta de una inspiración, una espiración y una pausa de respiración. La respiración penetra en todo tu cuerpo, sin que tú tengas que hacer nada. La nueva energía, el oxígeno fresco, el *qi* gris blanquecino llenan todo tu cuerpo. A las fases de actividad les sigue la tranquilidad, y a partir de esta tranquilidad obtenemos fuerza, nuevas ideas de actividad. Percíbelo durante un momento: estás en el lugar del recogimiento interno. Todo tu cuerpo está irrigado por una energía *qi* purificante, clara, gris blanquecina. Tus órganos de secreción (los pulmones, el intestino grueso, la piel) están llenos hasta su última célula con un *qi* purificante, claro, gris blanquecino, que pone todo en movimiento y saca aquello que ya no es necesario. Estás impregnado de una energía *qi* purificadora, clara, gris blanquecina, y el elemento metal en tu cuerpo está fortalecido al máximo. Tu cuerpo, tu mente y tu alma están llenos de tranquilidad y fuerza. Ahora vuelves a percibir tu inspiración y tu espiración, todo fluye a tu propio ritmo. Te despides del lugar de recogimiento interno y te preparas para que tu atención regrese al momento presente. Cuenta del diez al uno. Cuando llegues al uno estarás totalmente despierto y presente en el momento. 10..., 9..., 8..., percibe tu respiración, cómo penetra por tu nariz; 7..., 6... siente la base sobre la que estás tumbado...; 5... 4... 3... abre los ojos; 2... 1... ¡Ya estás totalmente despierto! ¡Tus ojos están abiertos! Estírate y percibe todo tu entorno. ¡Tu atención está de nuevo en el momento presente! Estira los brazos y los dedos hacia arriba, por encima de la cabeza, estira sobre todo los dedos índices. ¡Ahora la meditación ha finalizado! ¡Y tu atención está plenamente puesta en el presente!

Coloca las manos hacia los laterales y nótalas. ¿Cómo te encuentras?

Día 5

Desayuno

Sémola de trigo sarraceno con arándanos rojos.

Ingredientes

200 g de trigo sarraceno

2 cucharadas de mantequilla

Pimienta

500 ml de caldo de verduras

1 cucharada de vinagre de manzana

1 vaso pequeño de arándanos rojos y/o almendras laminadas

Preparación

1. Calienta una cazuela a fuego medio, incorpora el trigo sarraceno y, removiendo frecuentemente, tuéstalo durante unos quince minutos.

2. Añade la mantequilla, sazona con pimienta al gusto e incorpora el caldo de verduras.

3. Agrega el vinagre de manzana y deja que se cocine, tapado, de veinte a veinticinco minutos, hasta que los granos de trigo estallen. Deja reposar durante cinco minutos con el fuego apagado.

4. Echa por encima los arándanos rojos y/o las almendras laminadas y sirve.

Almuerzo

Sartenada de puerros con tofu.

Ingredientes

4 puerros grandes

2 cebollas grandes

1 apio
4 patatas grandes
2 zanahorias grandes
400 g de tofu, ahumado
4 cucharadas de aceite de
girasol
2 cucharaditas de
pimentón

250 ml de caldo de
verduras
2 endrinas o bayas de
enebro
Pimienta
Sal marina

Preparación

1. Parte los puerros por la mitad, en longitudinal, lávalos y córtalos en medias anillas. Pela la cebolla y córtala en trozos pequeños. Pela el apio, las patatas y las zanahorias, lávalo todo y trocéalo. Corta el tofu en dados.
2. En una sartén calienta dos cucharadas de aceite de girasol y rehoga los dados de tofu a fuego medio, de veinte a veinticinco minutos, por todos los lados hasta que estén crujientes. Cuela los dados de tofu y déjalos escurrir. Reserva la grasa resultante.
3. En una cazuela grande calienta el pimentón y deja que se tueste durante medio minuto. Incorpora las dos cucharadas de aceite de girasol restantes. Añade los dados de patata, apio, cebolla, zanahoria, además del caldo de verdura, el puerro y las endrinas, y deja cocer tapado durante veinte minutos, hasta que las zanahorias estén blandas.
4. Échalo por encima de los dados de tofu, adereza con pimienta y sal marina y sirve.

Cena

Sopa de salmón con guisantes y cebolleta.

Ingredientes

5-6 setas *mu-err* secas
½ cucharadita de sal
100 g de filetes de salmón
1 cucharada de aceite de
  soja
1 cucharadita de salsa de
  soja
½ cucharadita de miel

1 cucharada de guisantes
  congelados
1 cucharada de cebolleta,
  picada fina
1 rodaja de jengibre fresco,
  picado fino
2 dientes de ajo aplastados
1 cucharadita de almidón
  de maíz

Preparación

1. Sumerge las setas en agua durante una hora para que se hidraten, luego córtalas en trozos pequeños. Corta los filetes de salmón en tiras delgadas.
2. Rehoga en un wok con el aceite, la cebolleta, el ajo, el jengibre y las setas, aproximadamente un minuto; incorpora el salmón y los guisantes y, removiendo de vez en cuando, deja cocinar durante media hora.
3. Incorpora la salsa de soja, la sal y la miel.
4. Liga la sopa con el almidón de maíz.

Para un aparato locomotor en forma

Junto con las lesiones por torceduras, roturas o distensiones de las extremidades, así como por accidentes o el empleo de la violencia, según la MTC también los factores climáticos como el viento, el frío y la humedad pueden provocar dolencias en el aparato locomotor. Tan pronto como la energía *qi* se bloquea, se pueden producir tensiones y dolores en un meridiano. Las dolencias reumáticas, desde el punto de vista chino, se producen siempre por el efecto del viento y de la humedad. También las causas mentales pueden llevar a dolencias en el aparato locomotor. Tienen un efecto sobre los órganos y los meridianos correspondientes y además se pueden irradiar a otras partes del cuerpo más alejadas.

Medicamentos chinos: recetas, hierbas curativas y plantas curativas

Zumo de apio

Cien mililitros al día de zumo de apio ayudan a soltar los sedimentos depositados en las articulaciones y a expulsarlos a través de los riñones.

Envolturas de granos de trigo contra la artritis

Cuece granos de trigo en la misma proporción en una mezcla de agua y vinagre y coloca la pasta caliente, de un dedo de grosor, sobre un paño de lino limpio. Colócalo de manera inmediata sobre el lugar en el que sufres los dolores, enrolla por encima un paño de algodón seco y una bufanda caliente y deja que la envoltura haga su efecto durante unas dos horas. El calor ayuda a que los vasos sanguíneos se dilaten y favorece con ello la irrigación sanguínea. Además, así se aminoran los dolores en regiones muy determinadas, de manera rápida y sin efectos secundarios.

Cuidado: los tratamientos con calor no se pueden utilizar en todas las formas de artritis. Los procesos inflamatorios se pueden incluso empeorar, por lo que en caso de duda lo mejor es consultarlo con un médico.

Cambio de alimentación en caso de artrosis

Quien sufre de artrosis tiene una elevada necesidad de calcio, vitamina E y vitaminas del grupo B. Básicamente se recomienda un cambio de alimentación a una comida integral, vegetariana y pobre en sal con muchas ensaladas y verduras poco rehogadas. La sal se puede sustituir por hierbas frescas, como por ejemplo el perejil. Las frutas ácidas como la naranja, el limón y el pomelo, así como el café y el alcohol, se deben eliminar por completo del plan de comidas.

Zumo de zanahorias, remolacha y pepino

El zumo de este tipo de verduras disuelve los cristales de ácido úrico de las articulaciones, restablece el equilibrio del pH de la sangre y alivia la gota.

Hierbas curativas para el codo de tenista o tendovaginitis

Las envolturas, baños y cremas con árnica, consuelda y hamamelis tienen un efecto analgésico y son curativas.

Alimentos sanadores en caso de osteoporosis
Calamar

Tanto fresco como seco, en Asia el calamar es uno de los platos de pescado más venerados. Contiene muchas proteínas, fósforo y calcio, y tiene un efecto positivo en la estructuración y mantenimiento de los huesos.

Propuesta de receta: asa un instante en un wok con aceite de girasol trescientos gramos de calamar con cincuenta gramos de setas chinas, cincuenta gramos de bambú y treinta gramos de habas de soja.

Agua de limón

Echa el zumo de un limón en una jarra con agua caliente. Bébelo a diario, en unas cuatro o cinco tomas. El limón ayuda a disolver los cristales de ácido úrico y a eliminarlos.

Semillas de eneldo

Pulveriza seis gramos de semillas de eneldo en un mortero, mezcla este polvo con un poco de vino blanco seco y tómalo una vez al día. Es muy efectivo en caso de dolores agudos de espalda.

Hierbas curativas

El aceite de alcanfor y el de melisa tienen un efecto relajante local. También son muy efectivas unas envolturas hechas con pomada de consuelda (disponible en las farmacias).

Acupresión y masaje curativo

En caso de **artritis y artrosis** se recomienda el tratamiento de los siguientes puntos (ver la página 69):

➥ 40 V – *Wei Zhong* o centro de la curva: este punto está situado en el centro del hueco poplíteo (parte trasera de la rodilla) y debe ser fortalecido en caso de dolencias en la rodilla.

→ 9 B – yin *Ling Quan* o fuente en el lado yin de la colina: este punto se sitúa en el centro del hueco poplíteo (corva de la rodilla) y debe ser fortalecido cuando existen dolencias de rodilla.

→ 3 R – *Tai Xi* o gran arroyo: en la parte interna del pie, entre el punto más elevado del tobillo y el tendón de Aquiles, está situado este punto que debe ser estimulado cuando existen dolencias en el tobillo.

En caso de **lumbago** o **ciática** se recomienda el tratamiento de los siguientes puntos (ver la página 69):

→ 22 y 23 V – *San Jiao Shu* o punto *Shu* de espalda del triple calentador y *Shen Shu* o transportar para ofrecer en el riñón: estos puntos se encuentran en la espalda, entre la segunda y la tercera vértebras lumbares.

→ 30 V – *Bai Huan Shu* o punto *Shu* de espalda del anillo blanco: justo al lado del hueso sacro.

→ 31 V – *Shang Liao* o agujero superior: en la hendidura que forma el sacro, por encima del glúteo.

→ 32 V – *Ci Liao*, segundo agujero: el ancho de un pulgar por encima de 31 V.

→ 33 V – *Zhing Liao* u orificio central: el ancho de dos pulgares por debajo de 31 V.

→ 34 V – *Xiao Liao* o agujero inferior: el ancho de dos pulgares por debajo de 31 V.

➥ 35 V – *Hui* yang o unión del yang: este punto de fortalecimiento está situado junto al coxis.

➥ 36 V – *Cheng Fu* o recibir apoyo: este punto se sitúa en medio de la línea del pliegue del glúteo.

➥ Masaje de las zonas reflejas de los pies. En caso de dolencias de espalda y de dolores en la región lumbar también puede suponer un alivio un masaje de las siguientes zonas reflejas de los pies: el punto de la ciática está situado en la parte derecha del talón; el punto del riñón está situado en la planta del pie, cuatro dedos por debajo de la eminencia plantar, justo en el centro; también el punto del cerebelo, que se encuentra a ambos lados de la punta del dedo gordo del pie.

Para las **contracturas en la nuca** se recomienda el tratamiento de los siguientes puntos (ver la página 69):

➥ 10 V – *Tian Zhu* o columna del cielo: situado por debajo de la base del cráneo, el ancho de dos pulgares, al lado del punto donde el cráneo se une con la columna vertebral.

➥ 20 VB – *Feng Chi* o estanque del viento: inserción de los músculos del cuello, debajo del hueso occipital.

➥ 21 VB - *Jian Jing* o pozo del hombro: en el centro entre la primera vértebra dorsal y los dos hombros.

Cuando existen **dolencias reumáticas** se recomienda el tratamiento de los siguientes puntos (ver la página 69):

➥ 5 TR - *Wai Guan* o barrera externa: por encima del dorso de la mano; dos dedos por encima de la línea del pliegue de la muñeca en dirección al codo está situado este punto de fortalecimiento para los hombros y los codos.

➥ 4 IG – *He Gu* o valle de unión: en el extremo del pliegue del pulgar, entre los dedos índice y pulgar. En este abultamiento muscular está situado el punto 4 IG, que es muy efectivo en caso de dolores en los hombros y los codos.

➥ 15 IG – *Jian Yu* o asentamiento del hombro: en el lateral, en el borde del hombro.

➥ 20 VB – *Feng Chi* o estanque del viento: en la zona occipital, cerca del lóbulo de la oreja existe un hueso saliente. Pálpalo en dirección al centro y allí encontrarás una pequeña depresión. Presiona los puntos de ambos lados con los dos pulgares, durante aproximadamente un minuto.

➥ 30 VB – *Huan Tiao* o asalto circular: detrás de la cabeza del fémur, en el músculo del glúteo se sitúa este punto que debe ser estimulado si se sufren dolencias en la cadera.

➥ 40 V – *Wei Zhong* o centro de la curva: en caso de dolencias en la rodilla, presiona este punto que está situado en la parte trasera de la pierna, justo en el centro del hueco poplíteo.

Ejercicio *qigong*: armonía para el yin y el yang

Lo mejor es que realices este ejercicio a diario; lo ideal es que lo hagas antes de ir a dormir. Tus defensas se verán fortalecidas y encontrarás el equilibrio interno.

→ **Primer paso:** siéntate cómodamente en el suelo con las piernas cruzadas. Cada mano se apoya sobre su correspondiente rodilla. Junta los dedos pulgar y corazón.

→ **Segundo paso:** cierra los ojos y piensa en el punto que está situado tres dedos por debajo del ombligo.

→ **Tercer paso:** respira profunda y lentamente por la nariz y piensa que ese punto es un gran sol que irradia energía y calor a todo el cuerpo. Imagínate que absorbes la energía de este sol y con ella llenas todo tu cuerpo. Esta energía se distribuye por todas partes, desde la cabeza a los pies. Cuanto más lento inspires y espires, mejor funcionará. Lleva a cabo este ejercicio de obtención de energía treinta veces seguidas, durante la inspiración y la espiración.

→ **Cuarto paso:** coloca ahora las manos en posición de rezo delante del pecho, luego pon las palmas frente a tu cara. Mira las yemas de los dos dedos corazón. Vuelve a inspirar lenta y profundamente entonando un «oooooooom». Luego espira igual de lento entonando un «maaa». Por último inspirar y espira diciendo «hooon».

→ **Quinto paso:** frota ahora lo más rápido que puedas las palmas de las manos contra la cara, como si te la quisieras lavar.

Ejercicio taichí: sujetar el cielo

Este ejercicio fortalece sobre todo los tendones. Además la persona que lo realiza recoge energías yang que fluyen desde el cielo a través de la mano derecha y la mano izquierda hacia los meridianos del cuerpo.

1 Colócate de pie con los pies en paralelo, algo más cerrados que el ancho de los hombros. El peso se distribuye de forma igualitaria entre ambos pies. La espalda se mantiene erguida, los brazos cuelgan sueltos.

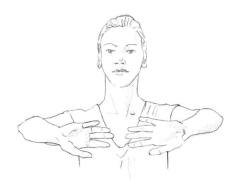

2 Junta las manos delante de la parte inferior del abdomen. Las palmas miran hacia arriba.

3 Eleva lentamente los brazos. Gira las manos de tal manera que las palmas miren hacia fuera.

4. Tan pronto como los brazos estén prácticamente estirados por encima de la cabeza, gira las palmas de las manos también hacia arriba.

5. Mantén esta postura durante unas cuantas respiraciones. ¡No debes levantar los hombros!

6. Baja las manos un poco, por encima de la cabeza.

7. Realiza ahora con los brazos, con las manos flexionadas, un gran arco hacia el lateral. Las manos quedan a la altura de los hombros.

Meditación: fortalecimiento del elemento agua

El agua se corresponde con los colores negro y azul. Fortalece la capacidad de limpieza interna del cuerpo y la calidad del descanso y favorece un crecimiento espiritual. La persona agua se apoya en sí misma, es relajada y serena. El agua se corresponde con la sabiduría vital que alcanza su punto máximo con la edad. El año de nacimiento de las personas agua finaliza siempre en dos o tres. Su mejor momento del día es el final de la tarde o muy pronto por la mañana. Los órganos correspondientes son los riñones y la vejiga.

Túmbate relajado de espaldas y cierra los ojos. Frota las palmas de las manos hasta que estén calientes y llenas de energía... Frota las palmas de las manos hasta que estén calientes y llenas de energía...

Coloca ahora tu mano izquierda y la derecha sobre la vejiga, es decir, directamente por encima del pubis. Continúa con los ojos cerrados e inspira y espira tranquila y profundamente, a tu propio ritmo. Lleva toda la atención a tu respiración. La respiración va y viene a tu ritmo.

Inspira y espira... el aire entra y sale... Nota cómo el abdomen se eleva con la inspiración y vuelve a descender con la espiración... Tu respiración va y viene, como las olas en una playa... van y vienen... las olas van y vienen muy suaves... igual que tu respiración va y viene... muy suave y continua. Suavemente las olas rompen en la arena, suave y constantemente las olas se retiran de nuevo al gran océano para renovarse y, con la siguiente ola, regresa una fuerza fresca y azul. Suave como las olas, con cada inspiración penetra en ti una energía clara, fresca y azul; con cada espiración se marcha lo viejo y usado... Este flujo *qi* es azul, un maravilloso azul claro penetra en todo tu cuerpo, fluye a través de tus manos y entra en tu cuerpo. También la respiración que entra por la nariz colorea y transforma todo en energía *qi* azul. El azul agua, puro y fresco, fluye a través de la tráquea para llegar a los pulmones, luego continúa hacia el estómago, los riñones y la vejiga, todo debajo de tus manos. Al igual que el agua limpia en la naturaleza, así purifica el suave flujo del *qi* puro, claro y azul en tu cuerpo. Poco a poco este flujo *qi* puro y azul llena el riñón derecho..., el riñón izquierdo... y la vejiga..., todos los órganos que son importantes para la limpieza del cuerpo. Un flujo suave y azul recorre tu cuerpo y se ve fortalecido con cada respiración. Imagínate que estás en un maravilloso lugar con agua, quizá sea un río, un arroyo, un lago, el mar, una cascada, un sitio real o bien uno imaginario; sea cual sea, es tu lugar preferido cerca del agua. Escuchas el agua..., hueles el agua..., observas las brillantes tonalidades azules de esta agua clara y pura... Al igual que inspiras la energía *qi* azul, respira esta agua pura con todas sus brillantes tonalidades azules, que va fluyendo por el riñón derecho y por el izquierdo, por la vejiga, por cada hueso de tu cuerpo. Fluye por todas las vértebras, por los huesos de la pelvis, por las costillas, por el esternón, por los huesos del brazo y del antebrazo hasta llegar a los nudillos, por el muslo y la pierna hasta llegar a los huesos del pie y de los dedos y todo tu cráneo; hasta la punta de la nariz está iluminada por este flujo de agua claro y azul. El agua regala una fuerza purificante para el cuerpo, el alma y la mente y... escuchas los sonidos del agua... Borboteos, chapoteos, fluir... más allá de los ruidos... lo que el agua te quiere decir... ¿Tus oídos escuchan el mensaje claro y purificante del agua azul?... Tus oídos y tu alma están abiertos para este mensaje... escuchar... fluir... con el amplio y sabio río del universo... escuchar, fluir... en el claro y purificante río azul de la vida y del universo... escuchas los sonidos del agua... borboteos, chapoteos, fluir, correr... los brillantes tonos azules, claros y puros... Todo tu cuerpo está recorrido por este azul purificante... todo tu esqueleto, el riñón derecho, el riñón izquierdo, la vejiga... Inspira este claro qi purificante... cada respiración lleva consigo una nueva claridad y una limpieza en el cuerpo, la mente y el alma. Observa de nuevo y de forma consciente el agua, es el lugar que te fortalece y te llena con purificante energía qi. Da las gracias al agua y al universo... Sí, ¿cuáles son los motivos por los que puedes darle las gracias...? Despídete ahora de ese lugar cerca del agua, ahora ya sabes que cuando quieras puedes regresar a él, a ese lugar universal pleno de purificación y sabiduría. Nota tu inspiración y tu espiración... toma conciencia de nuevo de todo tu cuerpo, tu esqueleto, los riñones, la vejiga, hasta la última célula está irrigada por este *qi* purificante, claro y azul, y el elemento agua está fortalecido de forma máxima dentro de tu cuerpo. Tu cuerpo, tu mente y tu alma se sienten fortalecidos y renovados. Percibe ahora tu inspiración y tu espiración, que todo fluye a un ritmo, y prepárate para regresar con toda tu atención al momento presente. Cuenta del uno al diez y cuando llegues a diez estarás totalmente despierto con tu atención en el presente: 1... 2... 3... percibe tu respiración; 4... 5... 6... 7... y abre los ojos; 8... 9... y 10. ¡Ya estás totalmente despierto! ¡Tus ojos están abiertos! Estírate y percibe todo tu entorno... estira los brazos y los dedos hacia arriba. ¡La meditación ha finalizado! ¡Y ahora toda tu atención está de nuevo en el momento presente!

Coloca las manos hacia los laterales y siente. ¿Cómo te encuentras?

Día 6

Desayuno

Risotto de cebada con compota de albaricoque (como desayuno caliente o bien una merienda nutritiva).

Ingredientes

2 cucharadas de aceite de girasol

200 g de cebada

1 pizca de chili

600 ml de caldo de verduras

2 cucharadas de vinagre de manzana

500 g de albaricoques

1 cucharada de azúcar moreno

1 estrella de anís

1 cucharada de semillas de sésamo

150 ml de agua

2 endrinas o bayas de enebro

4 cucharadas de nata

Preparación

1. Calienta una cazuela a temperatura media, agrega el aceite de girasol e incorpora la cebada. Cocínala removiendo constantemente durante unos quince minutos. Adereza con el chili y agrega el caldo de verduras. Añade una cucharada de vinagre de manzana y deja cocinar tapado treinta minutos.

2. Lava los albaricoques, córtalos en cuatro trozos, retira el hueso y espolvorea sobre ellos el azúcar moreno. Echa en una cazuela el anís, las semillas de sésamo, el agua y la otra cucharada de vinagre de manzana. Coloca la cazuela en el fuego.

3. Incorpora las endrinas y deja cocer durante cinco minutos. Viértelo sobre la cebada y, si te gusta, cúbrelo con nata.

Almuerzo
Trucha alpina asada.

Ingredientes

4 filetes de trucha alpina	200 ml de vino blanco
1 cucharada de mantequilla	1 ramillete de perejil
	1 endrina o baya de enebro
Pimienta	3 cucharadas de nata dulce
Sal marina	Curri en polvo

Preparación

1. Corta los filetes por la mitad. Calienta una sartén e incorpora la mantequilla y la pimienta. Asa el pescado con la piel hacia abajo. Está en su punto cuando la parte superior adquiere un aspecto cristalino. Retira de la sartén, sala y mantén caliente dentro del horno.
2. Echa el vino blanco en la misma sartén donde has preparado el pescado. Corta el perejil en trozos pequeños y añádelo junto con la endrina.
3. Incorpora la nata y el curri en polvo y sala.
4. Distribuye la salsa en los platos, coloca el pescado con la piel hacia arriba y sirve.

Cena

Sopa de pollo y maíz con cilantro.

Ingredientes

50 g de carne de pollo
1 cucharada de vino de
  arroz
2 cucharadas de aceite de
  soja
Pimienta
1 pizca de sal
1 huevo

1 cucharadita de salsa de
  soja clara
6 tazas de caldo de pollo
200 g de maíz (de lata)
Media cucharadita de
  aceite de sésamo
1 cucharada de hojas de
  cilantro troceadas

Preparación

1. Corta el pollo en tiras y mézclalo con el vino de arroz. Calienta el aceite en una sartén y asa la carne durante un minuto removiendo hasta que adquiera una coloración marrón. Adereza con sal y pimienta y reserva en un lugar caliente.

2. Bate el huevo en un bol y mézclalo con la salsa de soja. Lleva a ebullición el caldo de pollo e incorpora la mezcla que acabas de preparar. Añade el pollo y el maíz.

3. Salpimienta de nuevo la sopa y vuelve a llevarla a ebullición. Añade el aceite de sésamo y reparte por encima el cilantro.

Para una piel hermosa

Un médico chino reconoce perfecta y rápidamente a través de la piel cuál es el estado de un paciente. Su aspecto aporta una información clara sobre el flujo de la energía *qi* y de la sangre. En la piel se muestran los trastornos de determinados meridianos y la situación general del metabolismo pero también cómo se encuentra la condición mental de una persona.

Medicamentos chinos: recetas, hierbas curativas y plantas curativas

Envolturas de soja verde

Machaca algunas habas de soja verde en un mortero hasta conseguir un polvo y mézclalo con un poco de agua tibia hasta conseguir una pasta. Por las noches, antes de ir a dormir, échate esta pasta sobre la cara limpia. La soja verde extrae todo el exceso de grasa, que es la responsable de la inflamación de los poros. Es muy efectivo tanto para el acné como también para los furúnculos.

Agua de caléndula para la cara

Este agua limpiadora es muy apropiada para una limpieza normal de la piel. Para elaborarla, mezcla una cucharadita de tintura de caléndula (disponible en las farmacias) en un vaso de agua y aplícala con un algodón sobre la piel de la cara.

Cocción de tomillo y diente de león

Lleva a ebullición un poco de agua con dieciséis gramos de tomillo seco y treinta gramos de diente de león seco, cuela la cocción y, con un algodón, aplícala sobre la parte afectada o bien empapa un paño limpio y aplícalo en la zona en cuestión. Es muy efectiva en el caso de eccemas.

Baños de pies con salvia

Un baño de pies con salvia es muy recomendable cuando se tienen hongos. Date al día un baño caliente de pies (diez minutos de duración a una temperatura de 35 a 40 °C) con treinta gramos de salvia y dos cucharaditas de vinagre de manzana. A continuación seca los pies a fondo y camina un rato descalzo.

Té de ortigas

Tomar tres tazas al día de té de ortigas (una cucharada de ortigas secas en un cuarto de litro de agua) ayuda a desintoxicar y tiene un buen efecto contra los picores del cuero cabelludo y la descamación.

Envoltura de aceite de almendras

Gracias a estas envolturas se mejora la estructura del cabello y el estado del cuero cabelludo; también son muy efectivas contra la caída del pelo. Según la longitud del pelo, calienta de dos a cuatro cucharadas de aceite de almendras dulces y masajea suavemente con él, empezando por el cuero cabelludo y terminando en las puntas del pelo. Deja que actúe durante al menos una hora, lo mejor es mantenerlo durante toda la noche, y a continuación lávate el pelo a fondo con un champú suave.

Aceites antivíricos

En caso de herpes simple se recomienda echar varias veces al día aceite de enebro y aceite de canela sobre la zona afectada. Ambos aceites tienen un efecto antivírico. Se pueden adquirir en las farmacias.

Envolturas de cebolla

Son muy recomendables en caso de picaduras de insectos. Corta una cebolla y coloca la parte del corte sobre la picadura. El jugo de la cebolla hace que disminuya la hinchazón, por lo que, si la picadura es de abeja, también es mucho más sencillo retirar el aguijón.

Vinagre de ajo

El vinagre de ajo también ayuda en las picaduras de insectos. Mezcla un diente de ajo aplastado con una cucharadita de vinagre y coloca esta pasta varias veces al día sobre la picadura.

Aloe vera

Para calmar las quemaduras producidas por el sol, se recomienda aplicar sobre la zona afectada varias veces al día zumo de aloe vera. Refresca y además ayuda a la regeneración de las células cutáneas. Como alternativa al zumo de aloe vera, también se puede utilizar un gel de aloe vera que puedes adquirir en las farmacias.

Acupresión y masaje curativo

En caso de **acné** se recomienda el tratamiento de los siguientes puntos (ver la página 69) (naturalmente las partes afectadas no deben ser presionadas):

➡ 14 DM – *Da Zhui*, o gran vértebra: debajo de la apófisis espinosa de la séptima vértebra cervical, en la espalda.

➥ 6 B – *San yin Jiao* o reunión de los tres yin de la pierna: en la parte interior de la pierna, cuatro dedos por encima del tobillo.

Si sufrimos **hongos en los pies** se recomienda el tratamiento de los siguientes puntos (ver la página 69):

➥ 44 E - *Nei Ting* o patio interior: medio dedo por encima de la membrana entre los dedos segundo y tercero del pie.

➥ 8 DM – *Jin Suo* o tendón contraído: al flexionar el codo, este punto está situado en la parte interna, al final de la línea del pliegue.

➥ 3 B – *Tai Bai* o brillantez suprema: en el centro de la parte interna del pie.

En caso de **caída del cabello** se recomienda el tratamiento de los siguientes puntos (ver la página 69):

➥ 1 R – *Yong Quan* o fuente de agua que brota: en el centro de la planta del pie.

➥ 3 R – *Tai Xi* o gran arroyo: entre el tobillo y el tendón de Aquiles.

➥ 16 R – *Huang Shu* o *Shu* de los órganos nobles: a un dedo del ombligo.

➥ Igualmente es muy beneficioso un masaje del cuero cabelludo. Golpea con suavidad el cuero cabelludo unas cien veces con las yemas de los dedos y luego realiza un masaje desplazando la piel suavemente con la yema de los dedos unas cincuenta veces. A continuación tira ligeramente del pelo, un total de treinta veces. Lo mejor es que realices este masaje a diario o bien después de lavarte el pelo.

En caso de padecer **herpes** se recomienda el tratamiento de los siguientes puntos (ver la página 69):

➥ 20 DM – *Bai Hui* o cien reuniones: parte superior de la cabeza, en el centro de la bóveda craneal.

➥ 5 TR - *Wai Guan* o barrera externa: situado a tres dedos de la línea del pliegue de la muñeca.

➥ 44 E - *Nei Ting* o patio interior: medio dedo por encima de la membrana interdigital entre los dedos segundo y tercero del pie.

Si se sufre **neurodermitis** se recomienda el tratamiento de los siguientes puntos (ver la página 69):

➥ 8 H – *Qu Quan* o fuente de la curva sinuosa: cuando doblas la rodilla, este punto se encuentra al final de la línea del pliegue, en la parte interna de la rodilla.

➥ 5 IG – yang *Xi* o torrente del yang: flexiona la mano hacia arriba y busca el punto situado en la parte lateral del pulgar, al final de la línea del pliegue de la muñeca.

➥ 36 E – *Zu San Li* o tres distancias: por la parte exterior de la tibia, cuatro dedos por debajo de la rótula.

➥ 40 E – *Feng Long* o abundancia generosa: en el centro de la tibia por su parte externa.

Ejercicio *qigong*

Cuando se padecen dolencias en la piel, el *qigong* solo puede servir de ayuda de forma relativa. Sin embargo, el siguiente ejercicio puede suponer un alivio:

➥ **Primer paso:** colócate en la postura de partida de *qigong* o bien siéntate erguido en una silla.
➥ **Segundo paso:** coloca ambas manos por debajo del ombligo. Ambos pulgares se tocan. La mano izquierda descansa sobre la derecha. Piensa lo siguiente: «Estoy muy tranquilo».
➥ **Tercer paso:** pronuncia la palabra *San* (que en chino significa 'apagar').

Realiza este ejercicio de meditación durante media hora. Luego frota las palmas de las manos entre sí y colócalas sobre la piel que esté afectada.

Meditación de corazón
Fundamentos

La meditación de corazón era tradicionalmente una técnica espiritual que solo se trasmitía por la tradición oral y que los sanadores chinos mantenían en secreto. Este tipo de meditación despierta en especial la capacidad de amar y la capacidad de poder desprenderse. Fortalece la capacidad de fundir el modo mental, intelectual y espiritual y al mismo tiempo otorgar al amado la libertad de no acaparar o tomar posesión, simplemente amar. Después de un tiempo de practicar este ejercicio descubrirás cómo la energía desemboca en tu corazón y desde allí luego se reparte por todo el cuerpo. Puedes utilizar esta meditación de corazón en cualquier momento para realizar un tratamiento de curación.

El corazón juega un papel esencial en nuestro sistema. En la medicina tradicional china el corazón es *la puerta del alma*. Tiene la misión vital de mantener en movimiento la circulación de la sangre. Por otra parte con el corazón sentimos el amor y la alegría. Si está bien irrigado con energía *qi*, estamos capacitados para amar y abiertos a sentir lo hermoso de la vida. Sentimos amor, felicidad, compasión, tolerancia, seguridad, bienestar, gratitud, alegría y otros sentimientos que se basan en el amor. Y solo a través de un corazón abierto y capaz de amar podremos tener acceso a una verdadera espiritualidad. Así, el corazón supone la conexión entre el cuerpo y el alma. Un corazón lleno de *qi* y de amor posibilita que nos tratemos de forma amable tanto a nosotros mismos como a los demás, que aceptemos con amor las debilidades y las exigencias y, de esa forma, fortalezcamos nuestra armonía interior. Todo lo hermoso de la vida solo se puede realmente sentir por medio de un corazón abierto y lo debemos reconocer con gratitud. Al mismo tiempo el cariño que otorgamos a nuestro corazón se puede utilizar como un enorme potencial de curación. Por ese motivo con esta meditación siempre debemos dirigirnos especialmente al corazón.

Ejercicio de meditación

Para realizar esta meditación debemos elegir un lugar tranquilo y el momento adecuado en el que al menos podamos permanecer media hora sin ser molestados. Puedes tumbarte tranquilamente o bien realizar la meditación sentado. Ten muy en cuenta que tu columna vertebral esté erguida. A modo de recordatorio: ¡nunca lleves a cabo esta meditación durante un viaje en coche!

Túmbate tranquilamente o bien siéntate en una postura de meditación erguida, desperézate y estírate bien sobre tu esterilla o en tu asiento, de tal manera que puedas permanecer treinta minutos sin tener que moverte. Ahora debes llevar toda tu atención a la respiración. Percibe la inspiración y luego la espiración... inspiración y espiración. Tu respiración fluye equilibrada, penetra en tu cuerpo y luego vuelve a salir. La respiración llena todo tu cuerpo de aire fresco, con oxígeno, y se lleva todo lo utilizado. La inspiración aporta nueva energía y la espiración se lleva consigo todo lo usado. La respiración fluye, penetra dentro del ti, llena tus pulmones y luego sale, sin que tú tengas que hacer absolutamente nada. La respiración va y viene. Entra en tu cuerpo, llena tus pulmones, el abdomen se eleva... y desciende con la espiración... llevándose lo viejo, lo usado de tu cuerpo. La respiración fluye por cada parte de tu cuerpo, por cada órgano, llena todas las células con oxígeno fresco. Al espirar se lleva todo aquello que ya no necesitas. La respiración viene y va, equilibrada y a su ritmo, sin tener que hacer nada. Sencillamente sucede. Al igual que tu respiración cada vez está más tranquila, también tú mismo entras en un estado de tranquilidad. Los pensamientos van pasando, como si fueran nubes en el cielo. Como si fueran nubes que se acercan y luego en la lejanía cada vez se van haciendo más pequeñas, lo mismo que sucede con tus pensamientos. Sigue el camino de tu respiración que entra a través de la nariz, pasa por la tráquea hasta llegar a los pulmones y luego de manera profunda llega al abdomen, y a continuación el aire abandona los pulmones, pasa por la tráquea y a través de la boca. Quizá también notes el aire en los labios. De esta manera consigues relajarte de una forma más profunda y llevas toda tu atención hacia ti mismo. La respiración llena todos los órganos, también el corazón... Con la inspiración fluye oxígeno fresco en el corazón y con la espiración se marcha todo lo usado. Imagínate que a la altura del corazón, la parte central del cuerpo, un capullo de rosa espera a florecer. Espera a tener energía y calor que obtendrá de la respiración. Con cada respiración este capullo de rosa absorbe energía que necesitará para tener una maduración sana. Con cada respiración y con cada molécula de oxígeno se hace cada vez más y más fuerte. El capullo de rosa está unido a un tallo que, a lo largo de la línea central del cuerpo, llega hacia abajo, abandona el cuerpo entre el pubis y el ano y con sus raíces se ancla a la tierra. A través de las raíces fluyen valiosos nutrientes, por el tallo, a lo largo de tu columna vertebral hacia arriba y el capullo verde se fortalece, hasta que finalmente las primeras hojas verdes protectoras comienzan a abrirse. Quizá se encuentra un poco vacilante, pero con la siguiente respiración de energía vital que proviene de las raíces, no puede hacer otra cosa que tímidamente empezar a mostrar su primer pétalo, del color con el que pronto florecerá. Está irrigada de fuerza vital y alegría, para pronto mostrar toda su belleza. Irradia alegría y pronto irá desplegando todos sus pétalos hasta que finalmente también sus estambres mostrarán toda su opulencia. Tu respiración alimenta el capullo de rosa; a partir de la tierra, a lo largo de la línea central del cuerpo fluye alimento y agua que fortalecen la planta, de forma que se puedan crear nuevos capullos. Con la siguiente inspiración se siguen abriendo todos los pétalos. ¿Qué color tienen? ¿Eres capaz de percibir el aroma a rosa? ¿El olor es intenso o más bien suave? Percibe la forma de las flores. ¿Tienen muchos pétalos? ¿O bien solo unos pocos? La rosa se va abriendo con toda su exuberancia y alegría a través de tu existencia en el punto álgido de la floración; en su esplendor, la fabulosa rosa se convierte ante tus ojos internos en una gran bola de energía verde, al principio son tonalidades verdes que se entremezclan con los colores de los pétalos. Con la inspiración la bola de energía se va fortaleciendo y se convierte en un remolino de energía verde. Al mismo tiempo, otra energía fluye desde la tierra hacia arriba, pasando por la columna vertebral. El color verde cada vez se hace más y más intenso, la bola de energía es tan grande que se expande, pasa por el corazón y el cálido verde llena toda la zona del pecho y del abdomen. La bola de energía verde cada vez se va alimentando más y más del *qi* de la respiración y de la energía terrestre, de tal manera que sigue irradiando, hacia las piernas, hacia los brazos y hasta llegar a la cabeza. Finalmente todo tu cuerpo está totalmente lleno de esta energía *qi* verde. Tu corazón es un remolino de energía verde brillante que irradia hacia el pecho, el abdomen, las piernas, los brazos y la cabeza. Desde las puntas del pelo hasta los dedos de los pies puedes notar esta impresionante energía verde. Quizá ahora quieras agradecer a tu corazón este increíble apoyo, el amor, la alegría y la felicidad que notas en tu vida, pero también aquello de lo que a veces te advierte. ¿Por qué puedes dar las gracias a tu corazón?... Percibe de nuevo el torbellino de energía verde que hay en él, cómo el *qi* verde del corazón llega a todo tu cuerpo, a cada órgano, a cada célula. Ahora fíjate en tu respiración, inspirar, espirar, y prepárate para llevar toda tu atención al momento presente... inspirar... espirar... Nota la colchoneta o el lugar en el que estás sentado, quizá puedas escuchar algunos sonidos, agarra con tus manos la colchoneta, pálpala... Tu respiración va y viene... estás relajado y pleno. Respira un par de veces más de forma profunda... y ahora prepárate para regresar por completo al momento presente. Estira bien las piernas; si estás sentado, desperézate. Estira los brazos y los dedos hacia arriba, en especial el dedo índice, ¡y abre los ojos! ¡La meditación ha concluido! ¡Y ahora tu atención regresa por completo al momento presente!

Día 7

Desayuno
Mijo con limón, almendras y pimienta verde.

Ingredientes

250 g de mijo

15 g de granos de pimienta verde

600 ml de agua

1 limón ecológico

15 almendras peladas

4 cucharadas de mantequilla o aceite de nuez

Pimienta molida

Sal marina

Preparación

1. Echa el mijo en una cazuela caliente y tuéstalo durante doce minutos a fuego medio, removiendo constantemente. Cuando el mijo comience a tener puntos marrones, incorpora los granos de pimienta y redúcelo con el agua.

2. Lava el limón, retira la cáscara e incorpórala al mijo. Corta las almendras en trozos grandes, échalas a la cazuela y deja cocer todo tapado, durante unos veinte minutos. Luego retíralo del fuego y déjalo reposar unos diez minutos más para que se hinche.

3. Echa por encima la mantequilla o bien el aceite de nuez, al gusto, y aderiza el plato con pimienta y sal marina.

Almuerzo

Ensalada de endivias con higaditos de pollo asados.

Ingredientes

- 6 cucharadas de vinagre de manzana
- Pimentón
- 1 cucharada de aceite de girasol
- Pimienta
- 2 cucharaditas de mostaza de Dijon
- 4 cucharadas de salsa de soja
- 1 ramillete de perejil

- 2 endivias
- 300 g de higaditos de pollo
- 1 cucharadita de aceite de oliva
- 2 cucharaditas de vinagre balsámico
- Curri o chili en polvo
- 3 cucharadas de mantequilla
- Sal marina

Preparación

1. En una fuente grande mezcla el vinagre de manzana, dos pizcas de pimentón, el aceite de girasol, la pimienta, la mostaza de Dijon, dos cucharadas de salsa de soja y el perejil previamente lavado, secado y cortado en trozos pequeños.

2. Lava las endivias y córtalas en trozos pequeños. Luego deja que se sequen. Lava los higaditos de pollo y sécalos con un papel de cocina.

3. En una fuente echa las dos cucharadas de soja restantes, una cucharadita de vinagre balsámico, dos pizcas de pimentón, los higaditos de pollo y el aceite de oliva, mézclalo todo y deja marinar durante diez minutos.

4. Calienta una sartén a temperatura media y derrite la mantequilla. Incorpora los higaditos y ásalos por todos los lados hasta que queden crujientes. A continuación echa por encima tres pizcas de curri o de chili y sala.

5. Mezcla el fondo del asado con el marinado de los higaditos y adereza con la cucharadita restante de vinagre balsámico. Echa este marinado a la ensalada de endivias, remuévela bien y distribúyela por encima del asado.

Cena

Curri de pavo y verduras con leche de coco.

Ingredientes

50 g de arroz (por ejemplo arroz jazmín)	1 cebolla pequeña
100 g de filetes de pavo	6 ramitas de cilantro
50 g de setas *mu-err,* hidratadas	1 pizca de sal
25 g de guisantes congelados	2 cucharadas de aceite de soja
100 ml de leche de coco	1 pizca de pimienta negra
100 ml de caldo de pollo	2 cucharadas de harina
	3 cucharaditas de curri en polvo

Preparación

1. Pela la cebolla y córtala en dados pequeños. Corta las setas en cuatro trozos. Corta los filetes de pavo en dados. En una sartén caliente echa una cucharada de aceite y asa allí la carne. Salpimienta. Saca la carne de

la sartén. Echa la otra cucharada de aceite en la sartén y rehoga las setas durante unos cinco minutos. Añade la cebolla y rehógalo todo dos minutos removiendo constantemente.

2. Espolvorea sobre las setas la harina y el curri. Incorpora la leche de coco y los restos que han quedado en la sartén tras cocinar el pavo. Añade los guisantes y deja cocinar cuatro minutos a fuego lento. Adereza con sal y pimienta. Corta el cilantro. Incorpóralo a la sartén junto a la carne y deja reposar.

Para un sistema nervioso equilibrado y sano

En la medicina tradicional china, cada órgano, junto con su aspecto fisiológico, también tiene una referencia emocional. En la presentación de la enseñanza de los cinco elementos ya hemos visto que cada función corporal lleva asignadas unas determinadas emociones (ver la tabla de la página 20). Si el sistema nervioso se encuentra débil debido a las sobrecargas o a la constitución general, entonces un determinado exceso de factores internos puede llevar consigo, por un lado, trastornos funcionales nerviosos y enfermedades en el plano corporal, y por otro, también trastornos en el plano puramente mental. La MTC, cuando se genera una enfermedad del sistema nervioso, considera que siempre se produce un manejo inadecuado de las propias emociones o bien la represión de determinados factores internos.

La MTC atribuye las siguientes relaciones

➡ Los trastornos del sistema cardiocirculatorio, según la concepción china, significan trastornos de la personalidad y su maduración.

➡ Los trastornos en el hígado y la irrigación sanguínea se remiten a trastornos en el comportamiento con respecto al entorno (reacciones y acciones, cuidado y respeto, fuerza de imposición y parcialidad).

➡ Los trastornos hepáticos hacen referencia a alteraciones en la relación con el entorno (apertura y limitación, contacto con los demás).

➡ Los trastornos en el bazo se relacionan con alteraciones en las ideas de posesión (dar y recibir, utilización y formación de una opinión así como adquisiciones).

Medicamentos chinos: recetas, hierbas curativas y plantas curativas

Vitamina B

En caso de melancolía o ánimo ligeramente depresivo debes tener en cuenta que en tu alimentación haya suficientes vitaminas del grupo B, que fortalecen los nervios, como podrían ser las nueces, el marisco, las legumbres, las patatas o la leche.

Té de hipérico (hierba de San Juan)

Mezcla la misma cantidad de milenrama y de hipérico, riega dos cucharaditas de esta mezcla en un cuarto de litro de agua hirviendo, deja reposar el té unos diez minutos y bebe dos tazas al día de esta infusión, durante un período de varias semanas. Igualmente ayuda en casos de cansancio y ánimo ligeramente depresivo.

Baños de romero y ejercicio gimnástico

Muy recomendable en caso de agotamiento: echa de quince a veinte gotas de aceite esencial de romero en una bañera y permanece dentro de ella, con el agua a la temperatura más alta posible, durante un máximo de veinte minutos. Luego sécate bien, túmbate tranquilamente en la cama o sobre una alfombra, flexiona las piernas y haz como si montaras en bicicleta, pedaleando veinte veces hacia delante y veinte veces hacia atrás. Durante el ejercicio debes inspirar y espirar de manera profunda. De ese modo pones en marcha tu sistema circulatorio.

Baños curativos para las migrañas

Un baño templado al que se han añadido cuatro gotas de aceite de melisa, cuatro gotas de aceite de salvia, dos gotas de aceite de lavanda y dos gotas de aceite de mejorana resulta ser muy relajante. Permanece aproximadamente quince minutos en la bañera y después relájate.

Inhalación con aceites esenciales

En caso de estados nerviosos se pueden echar sobre un paño de seis a ocho gotas de aceites esenciales de romero y albahaca, y luego inhalar profundamente. Tiene un efecto fortalecedor de los nervios. Para obtener el mismo efecto también es posible utilizar un difusor de esencias.

Plátanos

Para combatir los trastornos del sueño se recomienda comer por las noches, antes de irse a dormir, un plátano maduro. Favorece en caso de trastornos provocados por la carencia de alimento y además contiene aminoácidos que favorecen el sueño.

Regaliz con dátiles

También comer regaliz y dátiles puede ayudar en los trastornos del sueño. Cuece en un poco de agua dieciocho gramos de regaliz cortado en trozos pequeños junto a quince dátiles rojos y cien gramos de copos de avena. Durante cuatro o cinco días por las mañanas y por las noches come una porción de la pasta que has preparado.

Acupresión y masaje curativo

En caso de **dolores de cabeza** se recomienda el tratamiento de los siguientes puntos (ver la página 69):

➡ 36 E – *Zu San Li* o tres distancias: por la parte exterior de la tibia, cuatro dedos por debajo de la rótula.

➡ 20 VB – *Feng Chi* o estanque del viento: en el borde inferior del hueso occipital.

➡ 2 H – *Xing Jian* o intervalo intermedio: en la membrana interdigital, entre el dedo gordo y el segundo dedo del pie.

➡ 3 H – *Tai Chong* o gran lanzamiento: sobre el dorso del pie a dos pulgares de la membrana interdigital entre el primer y segundo dedo. Muy cerca de la unión del primer y segundo metatarsiano.

➥ 3 R – *Tai Xi* o gran arroyo: en la parte interna del pie, entre el punto más elevado del tobillo y el tendón de Aquiles.

➥ 41 E – *Jie Xi* o agua que circula: en el centro de la línea del pliegue de la articulación del tobillo (donde se atan los zapatos).

Después del tratamiento del pie, amasa la pierna hasta llegar a la rodilla. Estira hacia arriba y hacia abajo y luego amasa la pierna y la planta del pie con algo más de firmeza. Para finalizar vuelve a estirar desde la punta de los pies hasta las rodillas.

En caso de **nerviosismo** se tratan los siguientes puntos (ver la página 69):

➥ 36 E – *Zu San Li* o tres distancias: siéntate de manera que las piernas formen un ángulo recto. En esa posición, eleva el pie, solo los dedos (el talón permanece pegado al suelo): el punto está situado en la zona exterior, por debajo de la rodilla, en la elevación que se produce al realizar este movimiento.

En caso de **dolor dental** se recomienda el tratamiento de los siguientes puntos (ver la página 69):

➥ 36 E – *Zu San Li* o tres distancias: por la parte exterior de la tibia, cuatro dedos por debajo de la rótula.

➥ 8 E – *Tou Wei* o enlace de la cabeza: en la mandí-
bula inferior, por debajo de los músculos de mas-
ticación.

➥ 4 IG – *He Gu* o valle de unión: si presionas firmemente el pulgar con el índice se forma una protu-
berancia entre ellos, en la base, en cuya parte más
elevada se encuentra este punto.

➥ 5 TR – *Wai Guan* o barrera externa: por encima del
dorso de la mano; dos dedos por encima del pliegue de la muñeca en dirección al codo.

Ejercicio *qigong*: perseguir al mono

Este ejercicio ayuda a prevenir los dolores de las articulaciones, mejora la respiración y regula la energía *qi*.

➥ **Primer paso:** concéntrate en el
punto de acupuntura *laodong*,
situado en el centro de la palma
de la mano. Luego lleva toda
tu atención a los dos brazos y
eleva lentamente el brazo derecho hacia atrás mientras vas
elevando muy lentamente el
brazo izquierdo hacia delante,
con la palma de la mano hacia
arriba. Durante el movimiento
inspira profunda y lentamente.
Espira una vez que hayas realizado este paso por completo.

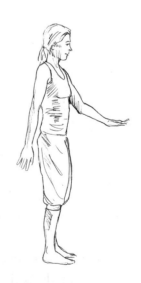

➥ **Segundo paso:** mueve el brazo derecho lentamente de detrás hacia delante, para colocarlo sobre la superficie de la mano izquierda. Coloca las dos palmas de las manos delante de la parte izquierda del pecho. Permanece allí durante algunos minutos e inspira y espira tranquilamente. Concéntrate ahora en aquellos lugares del cuerpo que estén más tensos o doloridos, como por ejemplo el cuello, los hombros o bien la espalda.

➥ **Tercer paso:** espira profundamente y gira el cuerpo lentamente hacia la izquierda. Con ello también los dos brazos se estiran, con las palmas de las manos hacia arriba. Durante este movimiento debes estirar las rodillas.

➥ **Cuarto paso:** regresa a la posición de partida y repite el primer paso, luego lleva a cabo el movimiento de brazos en la dirección contraria. Para finalizar repite este movimiento de brazos de tres a cinco veces.

Los ejercicios *qigong* realizados de forma regular fortalecen la irrigación sanguínea, el flujo de la energía *qi* y con ello el bienestar general. Además, tienen un efecto armónico, relajante y al mismo tiempo vitalizante. En caso de cansancio y trastornos del sueño son muy efectivos los ejercicios que se indican para el «asma» (ver las páginas 114 y siguientes).

Si se sufre **dolor de cabeza por tensión** el siguiente ejercicio *qigong* es especialmente efectivo. Ya que es importante obtener la suficiente cantidad de oxígeno, se recomienda estar al aire libre o bien realizar los ejercicios *qigong* con las ventanas abiertas.

➥ **Primer paso:** siéntate cómodamente con las piernas cruzadas sobre una alfombra o sobre un sillón. Flexiona las piernas a 90 grados de tal forma que los pies estén apoyados con toda la suela sobre una superficie firme.

➥ **Segundo paso:** coloca ambas manos, una sobre la otra, sobre el vientre. Las mujeres deben colocar la mano derecha directamente sobre el vientre y la izquierda por encima, en el ombligo. Por su parte, los hombres colocarán la mano izquierda sobre el vientre y la derecha por encima. Deja las manos en esta postura durante un minuto. Cierra los ojos y respira por la nariz.

➥ **Tercer paso:** frota las palmas de las manos entre sí hasta que estén calientes. Coloca ahora las palmas calientes en el borde exterior de las cejas, de tal forma que los dedos se apoyen sobre las sienes. Inspira muy lentamente y, al espirar, expulsa el aire de modo que al escapar haga el sonido «ssssss». Realiza este ejercicio lentamente diez veces.

➥ **Cuarto paso:** frota de nuevo las palmas de las manos hasta que estén calientes. Las mujeres colocan la mano derecha detrás de la nuca y la mano izquierda sobre la cabeza, los hombres justo lo contrario. Inspira lentamente a través de la nariz y espira haciendo un largo «mimimimi». Repite este ejercicio diez veces.

➥ **Quinto paso:** frota de nuevo las palmas de las manos hasta que estén calientes. Luego coloca ambas manos cruzadas delante del pecho. En este cruce las mujeres colocarán la mano derecha algo hacia abajo y la izquierda hacia arriba. Los hombres harán justo lo contrario. Inspira profundamente por la nariz y espira entonando un «aaaaa». Coloca las manos como si fueran garras y golpéate con ellas ligeramente la cabeza.

Ejercicio taichí: sujetar la tierra

Este ejercicio sobre todo refuerza los tendones. Además la persona que lo realiza obtiene la energía yin de la tierra. A través de los dos polos, es decir, a través del pie izquierdo y del pie derecho, se absorben formalmente las energías que entran en el cuerpo. Desde allí luego se distribuyen por los distintos meridianos.

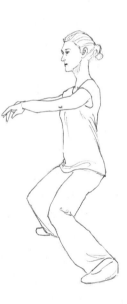

1. Colócate de pie en una postura con las piernas abiertas. La espalda permanece erguida.

2. Flexiona bastante las rodillas y mantenlas en línea justo por encima de las puntas de los pies. Los glúteos no deben sobresalir, la espalda está totalmente recta. Distribuye todo tu peso de forma equilibrada sobre ambos pies.

3. Los brazos forman un ligero arco, las palmas de las manos miran hacia el suelo.

4. Permanece en esta postura todo el tiempo que puedas, hasta que te resulte incómoda.

Terapia de ruego
Fundamentos

La terapia de ruego es un ejercicio básico para tu salud tanto corporal como mental. En estos ejercicios (que también son enseñados por algunos maestros chinos en distintas partes de Europa) te encontrarás en un estado de contemplación en cuanto a tus pensamientos de ruego. Con ello se crea una fuerza que tiene efecto sobre todos los meridianos y puntos de acupuntura. En el siguiente ejercicio utilizaremos las yemas de los dedos como puntos de acupresión. A través de ellos las informaciones serán guiadas a los órganos situados muy profundamente y se favorecerá la irrigación y la circulación energética de tal manera que se pueda restablecer un equilibrio entre el yin y el yang.

Los pensamientos de ruego deben siempre formularse en un estado tranquilo y agradable. Tómate tu tiempo a la hora de realizarlos. Colócate en un entorno que sea tranquilo y concéntrate en tus deseos y tus ruegos más profundos. ¿Los pensamientos de ruego que vas a realizar son un deseo de encontrar una salud corporal? ¿Son un deseo de conseguir un bienestar emocional y mental o bien un crecimiento psíquico? Da cabida a tu voz más profunda. Formula tus deseos y ruegos de forma totalmente precisa y con una frase positiva, corta y clara.

Tu ruego puede ser general, por ejemplo: «Mi sistema inmunitario es fuerte». O bien ser algo más específico, como por ejemplo: «Puedo mover el brazo sin ningún dolor». O bien: «Mi cabeza está totalmente libre». Es importante que aquello que ruegas o deseas sea expresado con un pleno convencimiento y que hables a partir del corazón y el alma. Evita utilizar palabras como *no*, *nada*, *debo* o bien *necesito*. Formula siempre en positivo y orientado a una solución, siempre en presente. Si al realizar este ejercicio te das cuenta de que la frase que has elegido realmente no es la adecuada, entonces modifícala hasta que se ajuste perfectamente a ti. Si tienes claros tus pensamientos de deseo, puedes comenzar con esta terapia de ruego.

Lleva a cabo este ejercicio al menos una vez al día y durante el tiempo necesario hasta que notes una clara mejoría en tu estado y te sientas mucho más saludable. Realiza el ejercicio durante unos quince a veinte minutos. Las dos primeras partes del ejercicio sirven como fortalecimiento general y como protección del sistema inmunitario. Efectúalo de pie. Los pies se encuentran en paralelo, abiertos al ancho de las caderas. Ten muy en cuenta que te debes encontrar cómodo, es decir, relajado y con las rodillas relajadas. Tu mirada está dirigida al frente. La lengua está en contacto con el paladar.

Comenzamos con el ejercicio. ¿Estás preparado?

Ejercicio de meditación

1   Comprueba tu postura básica: estás de pie, con las rodillas relajadas, firme y con ambas piernas sobre la tierra. Tus pies se encuentran en paralelo, dirigidos hacia delante y separados al ancho de las caderas. La punta de la lengua está situada en el paladar. Las yemas de los dedos pulgar y anular de ambas manos forman un anillo. La mano derecha se mantiene de tal manera que los dedos corazón e índice están

ligeramente estirados y señalan al anillo de la mano izquierda. Mantén las manos en esta postura y ahora, con el índice y el corazón de la mano derecha, realiza treinta círculos en la dirección de las agujas del reloj. Concéntrate en tus manos y comienza a contar los círculos: 1-2-3-4-5-6... a tu propio ritmo... 7-8-9... Cuando ya te hayas hecho al ritmo, lleva tus pensamientos a tu propio deseo y al tema que quieras solventar... Sigue contando los círculos que describen tus dedos... hasta treinta... y sigue contando... y piensa y murmura tus deseos... Continúa contando y repite tus deseos en voz alta o bien en voz baja, como si fueran un mantra... ¿Has llegado ya el número treinta?

Entonces cambia de mano. El dedo corazón y el índice de la mano izquierda señalan ahora el círculo formado en la mano derecha. Y con la mano izquierda comienzas a hacer los círculos en el sentido de las agujas del reloj: 1-2-3-4-5-6 a tu propio ritmo... en el sentido de las agujas del reloj... y sigue contando... y murmura todos tus ruegos en voz alta, o bien hazlo en voz baja, como si fueran un mantra... y sigue contando hasta treinta... y murmura tus ruegos... ¿Has llegado ya al treinta?

La punta de la lengua sigue estando en el paladar. Coloca ahora las manos de nuevo como estaban al principio del ejercicio. Las puntas de los dedos pulgar y anular se tocan entre sí, el índice y el corazón de la mano derecha miran hacia el círculo formado en la mano izquierda. Realiza ahora los círculos en la dirección contraria a las agujas del reloj, treinta veces, y formula de nuevo tus ideas de ruego: 1-2-3... a tu propio ritmo 4-5-6... círculos en la dirección contraria a las agujas del reloj... Continúa contando... Murmura de nuevo tus ideas de ruego... y sigue contando los círculos... pero permanece en tus pensamientos de ruego... hasta llegar al treinta. ¿Has llegado ya al treinta?

Entonces cambia de nuevo las manos. El dedo corazón e índice de la mano izquierda miran al círculo realizado con la mano derecha... y comienzas con los círculos en el sentido contrario a las agujas del reloj: 1-2-3... a tu propio ritmo 4-5-6... círculos en el sentido contrario a las agujas del reloj... Continúa contando... y murmura de nuevo tus ruegos, los deseos... y vas contando los círculos hasta... treinta. ¿Has llegado al treinta? ¡Bien!

2. Tu mano izquierda se apoya ahora sobre la derecha y la punta de la lengua sigue estando en contacto con el paladar. Los pulgares miran hacia delante. Haz que los pulgares den vueltas pero no deben tocarse entre sí. Mientras realizas los círculos, lleva tus pensamientos a un deseo, a un ruego. Sigue haciendo círculos con ambos pulgares, a un ritmo equilibrado, piensa en tus ruegos y exprésalos a modo de murmullo... Continúa con los círculos de los pulgares... Realiza el ruego... Tus manos se tocan, los pulgares siguen haciendo círculos y tus pensamientos continúan con los ruegos... durante el tiempo necesario hasta que tengas la sensación de que ha sido suficiente... Los

pulgares siguen con sus círculos... Vas murmurando tus deseos... y ahora nos dirigimos al siguiente paso.

3 En esta parte se desintoxica el cuerpo y además ayuda a modificar tu situación actual. Te vamos a explicar este ejercicio de manera muy resumida. Une las yemas de los dedos y crea con las manos un tejado de dos aguas. Los índices se sueltan, pero los dedos meñique, anular, corazón y pulgar permanecen en contacto. Realiza círculos con los índices cinco veces hacia delante, alejándolos del cuerpo, y luego cinco veces hacia atrás; no se tocan entre ellos ni tampoco lo hacen con los dedos vecinos. Mientras los dedos están realizando los círculos, concéntrate intensamente en tus ruegos, en tus deseos. Luego haz el mismo ejercicio con los otros dedos. Pudiera ser que los círculos sean más complicados de ejecutar según los dedos empleados, incluso que no puedas llegar a hacerlos. No te desanimes. Estos ejercicios no son muy habituales pero después de practicar unas cuantas veces los círculos saldrán mucho mejor y los dedos tendrán más movilidad. Así que empecemos.

De vez en cuando debes ir comprobando tu estado. Tienes que estar de pie cómodo, con las plantas de los pies en contacto firme con el suelo. Los pies están abiertos al ancho de los hombros y puestos en paralelo hacia delante, las rodillas relajadas. La punta de la lengua está situada en el paladar. Con las manos formas el tejado de dos aguas, de tal manera que todos los dedos se toquen entre sí. Comenzamos con los índices. Realiza círculos cinco veces en una dirección, y al mismo tiempo piensa o murmura tus pensamientos de ruego: 1, 2, 3, 4, 5…, cinco veces en la otra dirección y concéntrate en tus deseos o bien murmúralos: 1, 2, 3, 4, 5… ahora dirígete a los dedos corazón. Las yemas de los índices se vuelven a tocar, las yemas de los dedos corazón se separan; realiza cinco círculos en una dirección mientras vas murmurando tu deseo: 1, 2, 3, 4, 5. Luego realiza otros cinco círculos en el otro sentido, y continúa con tu ruego: 1, 2, 3, 4, 5. Las yemas de los dedos corazón se vuelven a tocar entre sí y se sueltan las yemas de los anulares para comenzar con los círculos, cinco círculos en una dirección, acompañados por tus ruegos: 1, 2, 3, 4, 5. De nuevo cinco círculos en la otra dirección, siempre acompañados por tus ruegos: 1, 2, 3, 4, 5. Ahora lleva toda tu atención a los meñiques. Los anulares vuelven a tocarse entre sí, los meñiques comienzan a realizar los círculos. Cinco círculos en una dirección, acompañados de tus ruegos: 1, 2, 3, 4, 5, y una última vez realiza cinco círculos en la otra dirección, murmurando tu ruego: 1, 2, 3, 4, 5. Baja ahora las manos, el ejercicio ha finalizado. Puedes soltar la lengua del paladar y aflojar tanto las piernas como los pies.

Lleva un momento toda tu atención a ti mismo… percibe… nota cómo te encuentras… vuelve a sentir el suelo bajo tus pies… y sé consciente de todo tu entorno.

$\mathcal{B}$ibliografía

Andreas A. Noll, *Traditionelle Chinesische Medizin. Grundlagen, Methoden, Behandlung von Beschwerden*. GU, 2008.

Anna Cavelius, Alexandra Cavelius y Dr. Li Wu, *Praxisbuch Chinesische Medizin*. Bassermann, 2005.

Bernhard C. Kolster, *Heilen durch Fingerdruck. Schmerzfrei und gesund mit Akupressur*. Weltbild, 2011.

Cornelia Böttcher, *TCM für Einsteiger. Das Praxisbuch zur Selbstbehandlung*. BLV, 2013

Franz Wagner, *Akupressur. Heilung auf den Punkt gebracht*. GU, 2012.

Ilse-Maria Fahrnow y Jürgen Fahrnow, *Fünf-ElementeErnährung*. GU, 2005.

Li Wu, *Das Buch der Chinesischen Heilkunst. Bewährtes Heilwissen aus dem Reich der Mitte*. Mankau, 2. Aufl. 2013.

Wilhelm Mertens y Helmut Oberlack, *Qigong. relajante, tranquilizador y revitalizador*, Edimat, 2006

Índice temático